Götz K. Siebert · Zahnärztliche Funktionsdiagnostik

Götz K. Siebert

Zahnärztliche Funktionsdiagnostik

mit und ohne Hilfsmittel

2., erweiterte Auflage

Mit 248 Abbildungen

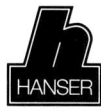

Carl Hanser Verlag München Wien

Der Verfasser

Prof. Dr. Götz K. Siebert, Klinikum der Philipps-Universität Marburg, Medizinisches Zentrum für Zahn-, Mund- und Kieferheilkunde, Prothetische Abteilung, Funktionsbereich Gebißfunktionslehre

Die im Text genannten Präparate und Bezeichnungen sind zum Teil patent- und urheberrechtlich geschützt. Aus dem Fehlen eines besonderen Hinweises bzw. des Zeichens ® darf nicht geschlossen werden, daß kein Schutz besteht.

CIP-Kurztitelaufnahme der Deutschen Bibliothek

Siebert, Götz K.:
Zahnärztliche Funktionsdiagnostik: mit u. ohne
Hilfsmittel / Götz K. Siebert. – 2., erw. Aufl. –
München; Wien: Hanser, 1987.
ISBN 3-446-14910-4

© Carl Hanser Verlag München Wien 1987
Satz und Druck: Courier Druckhaus, Ingolstadt
Printed in Germany

Aus dem Vorwort zur 1. Auflage

Die weltweite Zunahme von Funktionsstörungen, von Myoarthropathien sowie von Kopf- und Gesichtsschmerzen macht es erforderlich, dem zahnärztlich Tätigen Rüstzeug und Anleitung zur alltäglichen Funktionsdiagnostik an die Hand zu geben. Mit Hilfe eines zahnärztlich-funktionellen Untersuchungsbogens wird das Gebißsystem untersucht und die Funktion sowie Dysfunktion anhand von Bildern erklärt.

Es wurde versucht, die neuesten wissenschaftlichen Erkenntnisse so zu verwerten, daß sie in der Praxis am Patienten angewendet werden können. Einige Literaturangaben am Ende jedes Kapitels können zur weiteren Vertiefung der Funktionslehre herangezogen werden.

Das Bemühen um die zahnärztliche Funktionslehre wird damit zur Prophylaxe von Funktionsstörungen führen; dazu möge das Buch beitragen.

Herrn Prof. Dr. *O. Bock* verdanke ich die Anregung, dieses aktuelle Thema in Buchform darzustellen. Meinen Lehrern, Herrn Dr. *W. Keller,* Küsnacht-ZH, Herrn Prof. Dr. *K. Fuhr,* Mainz, Herrn *A. G. Lauritzen,* DDS, Seattle, Herrn Prof. Dr. *W. Krogh-Poulsen,* Kopenhagen, und Herrn Prof. Dr. *T. Öberg,* Malmö, verdanke ich Anleitungen zu den zugrundeliegenden wissenschaftlichen Untersuchungen auf dem Gebiete der Funktionslehre.

Für wesentliche Kritik bei der Durchsicht des Manuskriptes danke ich den Herren Dr. *K. Bernauer,* Prof. Dr. *J. P. Engelhardt,* Prof. Dr. *S. Palla* und Dr. *R. Thümmel.*

Frau *Becker,* Frl. *Köhl,* Herr Dr. *T. Lang* und Frl. *Penseroth* halfen bei der Erstellung der Fotografien.

Götz K. Siebert

Vorwort zur 2. Auflage

Anregungen von Freunden, Diskussionsbeiträge von Kollegen, kritische Stimmen in Rezensionen, für die ich sehr danke, und die Ergebnisse der stürmischen Weiterentwicklung der Funktionslehre sollen in dieser 2. Auflage unter Beibehaltung des bewährten Schemas eingefügt werden.

Die Zunahme von Schmerzpatienten auf dem zahnärztlichen Gebiet macht es notwendig, jedem Kollegen wirksame diagnostische und therapeutische Ratschläge an die Hand zu geben.

Herrn Dr. *N. Reuling,* Marburg, verdanke ich die Überarbeitung des Kapitels „Kiefergelenk-Radiologie".

Herr Prof. Dr. *W. Dauber,* Tübingen, hat dankenswerterweise das Kapitel „Das Kiefergelenk und seine Funktion" mit seinen Untersuchungsergebnissen bereichert.

Zusätzlich zu den Danksagungen in der 1. Auflage sei den Herren Prof. Dr. *H. U. Gerbershagen, G. Hanel,* Dr. *U. Kraus* und Dr. *J. Schimek* für ihre jahrelange Unterstützung gedankt.

Götz K. Siebert

Inhalt

Einführung

Das stomatognathe System kann aus morphologischer (struktureller) und aus funktioneller Sicht als ein Organ bezeichnet werden *(Krogh-Poulsen).*
Ein gesunder oder physiologischer Zustand des stomatognathen Systems wird dann vorgefunden, wenn eine morpho-funktionelle Harmonie zwischen den einzelnen Strukturen besteht. Dies sind:

● Die Zähne, das parodontale Gewebe, die Kieferknochen, die Kiefergelenke, die am Unterkiefer ansetzenden Muskeln und Ligamente, die Lippen-, Wangen- und Zungenmuskulatur, die Hilfsmuskulatur (mimische Muskulatur) und die Gefäß- sowie Nervenversorgung dieser Gewebe.

Ein kranker oder pathologischer Befund ist dann vorhanden, wenn durch Erkrankung auch nur eines Gewebeteils eine morpho-funktionelle Disharmonie entsteht. Hierunter können fallen:

● Dentogene Prozesse, parodontale Prozesse, Zysten, Erkrankungen der Speicheldrüsen, Erkrankungen der Nasennebenhöhlen, Traumen, Neoplasmen, Infektionen und Funktionsstörungen.

Zeichen einer Funktionsstörung im stomatognathen System sind viel häufiger nachweisbar als subjektiv krankhafte Befunde wie Schmerzen. Die oft als Synonym gebrauchten Begriffe:

● Myoarthropathie (Myopathie, Arthropathie), Myofaziales Schmerz-Syndrom, Kiefergelenk-Dysfunktion-Schmerz-Syndrom (TMJ-dysfunction-pain-syndrome), Dysfunktion-Schmerz-Syndrom oder Cervico-cranio-mandibular-disease

sollten deshalb nur dann benutzt werden, wenn tatsächlich solche Befunde vorliegen.

Epidemiologische Studien in vielen Staaten der Welt zeigen, daß bei 60–80% der untersuchten Kinder und Erwachsenen Funktionsstörungen vorliegen, wobei Patienten mit subjektiv krankhaften Befunden – also z.B. mit Myoarthropathien – in nur 15% der Fälle gefunden werden. Meist ist der angegebene Schmerz myofazialer Genese.
Drei verschiedene Theorien versuchen den Entstehungsmechanismus dieses Schmerzes zu erklären.

1. Die psychologische Theorie nimmt an, daß der körperlich-psychische Streß als solcher – auch ohne okklusale Disharmonie – den Tonus der Muskulatur erhöhen bzw. in einen Muskelspasmus übergehen kann. So können sich Myoarthropathien durch Streß, Depression oder Aggression u.a. aus schon längere Zeit bestehenden kompensierten Funktionsstörungen als Dekompensationen entwickeln.
2. Die okklusale Disharmonietheorie besagt, daß ein Fehlkontakt oder eine Interferenz der okkludierenden Zähne den Tonus der Muskulatur erhöht und/oder die Dislokation eines oder beider Kondylen aus deren ideal aufgehängter Position im Kiefergelenk verursacht. Somit können die Muskeln schmerzhaft und/oder spastisch werden. Dieser Zustand macht eine Einschränkung und Diskoordination der Bewegungen des Unterkiefers möglich.
3. Die Triggerpunkt-Theorie sieht den Schmerz als Folge einer Reizung der Triggerpunkte, die sich aus ungeklärten Gründen in der Muskulatur entwickeln. Die Rei-

zung kann entstehen entweder durch aktive Bewegung des Unterkiefers beim Sprechen und Kauen oder bei passiver Beanspruchung, z.B. durch Druck auf die Muskulatur beim Schlafen auf der Seite oder auf dem Bauch.

Die *wichtigsten Funktionen* des stomatognathen Systems *(Krogh-Poulsen)* sind:

1. Mastikatorische Funktion (z. B. Abbeißen; Kauen: ca. 20 min/die; Schlucken: ca. 3000 mal/die),
2. Nonmastikatorische Funktion (z. B. okklusale Leerkontake; Pressen; Knirschen; zentrische und exzentrische Spielstellungen).

Hierzu gehören:
- Orale und okklusale Sensibilität (Taktilität: Fühlen),
- Mimik,
- Phonetik (Sprechen; Pfeifen; Lachen).
- Oral habits (Lippen-, Wangenbeißen; Zungenpressen),
- Hyperaktivität in der Hyoid-, Pharynx- und Larynxmuskulatur,
- Hyperaktivität in der Kopfhaltungs- und Schultergürtelmuskulatur.

Es überwiegen die nonmastikatorischen Funktionen.

Die mastikatorische und nonmastikatorische Funktion kann man auch als Funktionen des allgemeinen Bewegungsapparates ansehen, was besonders in der Differential-diagnostik beachtet werden muß. Hierbei kommt der Kopfhaltung und der Wirbelsäulenhaltung eine wesentliche Bedeutung zu.

Im Mittelpunkt der Funktion steht das *neuromuskuläre System.* Durch die isometri-sche und/oder isotonische Aktivität der Muskulatur wird z. B. der Unterkiefer bewegt, die Form der Zunge verändert oder werden Kräfte (Lasten) auf die Zähne übertragen (z. B. beim Kauen oder Knirschen). Diese Aktivitäten werden durch afferente (sensori-sche) Impulse, die von oralen, parodontalen, muskulären, ligamentösen und/oder artikulären Rezeptoren ausgehen, gesteuert. Dadurch wird das zentrale Nervensy-stem über Raum, Zeit und Kraftgröße „orientiert". Eine gleichmäßige und gleichzei-tige Aktivierung einer größeren Anzahl von Pressorezeptoren in der Körperoberfläche führt zu einer Dämpfung der muskulären Hyperaktivität. Das gilt auch für das stoma-tognathe System. Wenn viele Zähne und damit viele parodontale Rezeptoren bean-sprucht werden, kann eine Dämpfung der Hyperaktivität in der Kiefermuskulatur, z.B. der Elevatoren, auftreten. Über die okklusale Korrektur wird deshalb eine gleichmä-ßige und gleichzeitige Aktivierung der Rezeptoren durch eine auf ungefähr 10 µm genaue Anpassung der Okklusionskontakte angestrebt. Die „okklusale Taktilität" erkennt wiederum sofort Störungen im okklusalen Relief. So werden z.B. Mikrotrau-men – zwischen 20 und 100 µm – (zu hohe Füllungen) registriert, die zu Veränderun-gen im neuromuskulären System führen. Die Zähne sollten somit nicht als „Kauwerk-zeuge", sondern besser als „Tastorgane" bezeichnet werden.

Okklusionsstörungen können folgende pathologischen Prozesse auslösen *(Motsch)*:

1. Sie verursachen eine Störung im neuromuskulären System. Die Folgen sind Funk-tionsstörungen durch pathologisch-morphologische Veränderungen in der Mus-kulatur und in den Kiefergelenken.

2. Sie lösen neuromuskulär-reflektorisch Bruxismus aus, was zu massiven Abrasionen und schließlich zur „Autodestruktion" des stomatognathen Systems führen kann.

3. Sind die Parodontien weniger resistent und besteht, z. B. aufgrund mangelnder Mundhygiene, eine entzündliche Komponente, so führt die Okklusionsstörung zu einer traumatisierenden Okklusion mit dem klassischen Bild der Parodontitis profunda und der Zahnlockerung.

Das individuelle Niveau der Reizschwelle für stimulierende oder schädigende Gewebsreaktionen entscheidet im Einzelfall, ob die Störung kompensiert oder ob sie dekompensiert wird. Ist sie dekompensiert, setzt ein pathologischer Prozeß ein.
Durch frühzeitiges Erkennen, durch die ständige Beachtung der Funktion im stomatognathen System und durch eine *funktionelle Prophylaxe* können viele Funktionsstörungen oder das Dysfunktion-Schmerz-Syndrom verhindert werden.

Die Untersuchung von Patienten mit Funktionsstörungen oder von Patienten mit Gesichts- und Kopfschmerzen umfaßt folgende Teilgebiete:
1. Klinischer Funktionsstatus,
2. Klinischer und Parodontal-Status,
3. Röntgen-Status der Zähne,
4. Röntgen-Status der Kiefergelenke,
5. Modellstatus,
6. Status verschiedener medizinischer Fachgebiete (einschließlich physikalische und manuelle Diagnostik),
7. Status aller zur Zeit eingenommenen Medikamente.

In diesem Buch sollen die funktionellen Grundlagen des stomatognathen Systems anhand von Bildern beschrieben werden, damit der zahnärztlich Tätige sich die Zusammenhänge besser veranschaulichen und Diagnostik sowie Therapie eines funktionell kranken Patienten – ob Kind oder Erwachsener – vornehmen kann. Der klinische Parodontal-Status und der Röntgen-Status der Zähne werden ohnehin routinemäßig erhoben und finden deshalb hier keine Berücksichtigung.
Die Nomenklatur ist im Anhang erläutert.

1

Funktionsdiagnostik ohne Hilfsmittel

1.1 Klinischer Funktionsstatus mit Beispielen

Der klinische Funktionsstatus (modifiziert nach *Krogh-Poulsen*), anhand des zahn-ärztlich-funktionellen Untersuchungsbogens aufgenommen, ist eine wichtige Grundlage der Funktionsdiagnostik. Am besten wird er nach folgendem Schema ausgeführt:

			siehe S.
1. Öffnet der Patient den Mund genügend weit?	ja	nein	17 ✓
2. Öffnet der Patient den Mund gerade und gleichmäßig?	ja	nein	19
3. Ist die Ruhelage akzeptabel?	ja	nein	21
4. Ist die Palpation der Muskeln und Kiefergelenke druck-schmerzhaft?	ja	nein	21
4.1 Extraorale bilaterale Palpation			
4.1.1 M.masseter	ja	nein	23
4.1.2 M.temporalis	ja	nein	25
4.1.3 M.trapezius	ja	nein	27
4.1.4 M.sternocleidomastoideus	ja	nein	29
4.1.5 M.digastricus, venter posterior	ja	nein	29
4.1.6 M.pterygoideus medialis	ja	nein	29
4.1.7 M.digastricus, venter anterior	ja	nein	31
4.1.8 Linkes und rechtes Kiefergelenk	ja	nein	33
4.2 Intraorale bilaterale Palpation			
4.2.1 M.masseter, Vorderrand	ja	nein	35
4.2.2 Temporalissehne	ja	nein	35
4.2.3 M.pterygoideus lateralis	ja	nein	35
4.2.4 M.pterygoideus medialis	ja	nein	37
4.2.5 Mundbodenmuskulatur (suprahyoidale Musku-latur)	ja	nein	37
5. Sind die Gelenkgeräusche abnorm?	ja	nein	39
6. Sind Okklusionsnebengeräusche vorhanden?	ja	nein	39
7. Ist das Führen des Unterkiefers in die terminale Schar-nierachsenposition schmerzhaft?	ja	nein	39
8. Gleitet der Unterkiefer aus der terminalen Kontaktposition in die habituelle Interkuspidation symmetrisch und ventral? Gleitet der Unterkiefer zusätzlich nach links oder rechts (asymmetrisch)?	ja	nein	43
9. Gleitet der Unterkiefer mehr als 1 mm ventral? (Differenz TKP: IOP)	ja	nein	43
10. Okklusionsstatus: Besteht eine Non- oder Hyperokklusion?	ja	nein	47
11. Unterkiefermobilität: Bestehen Balancekontakte oder Balanceinterferenzen?	ja	nein	49

12. Resilienztest: Besteht eine Kompression oder Distraktion im Kiefergelenk?	ja	nein	53
13. Provokationstest: Lassen sich Schmerzen in der Spielstellung provozieren?	ja	nein	55
14. Zeigen die Röntgenaufnahmen der Kiefergelenke Besonderheiten?	ja	nein	57

Die Fragen 1., 2., 4., 8., 10., 11., 12., 13. und 14. sind von Bedeutung. Deuten zwei dieser Fragen auf einen pathologischen Befund, so ist der Patient *funktionell krank,* d. h. es liegt eine Funktionsstörung vor. Dann sollte eine Behandlung, unabhängig von subjektiven Beschwerden des Patienten und/oder einer vorliegenden parodontalen Erkrankung, einsetzen.

Verschiedene klinische Funktionsstatus-Bögen sind im Umlauf. Sind die oben genannten 14 Fragen aufgeführt, kann jeder Bogen verwendet werden. Von der Arbeitsgemeinschaft für Funktionsdiagnostik in der DGZMK wurde zur Probe ein neuer Bogen entwickelt, der im Anhang zu finden ist.
Aus praxisrelevanten Überlegungen heraus wird in diesem Buch der schon in der 1. Auflage angegebene Bogen verwendet.
Erläuterungen zu den einzelnen Fragen des klinischen Funktionsstatus können den folgenden Kapiteln entnommen werden.

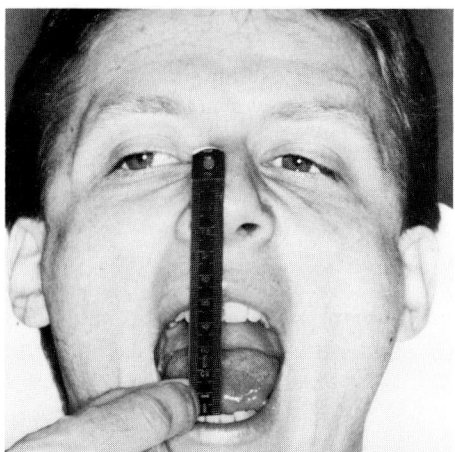

Abb. 1

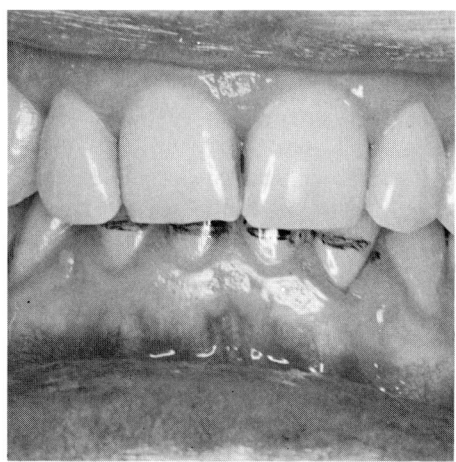

Abb. 2

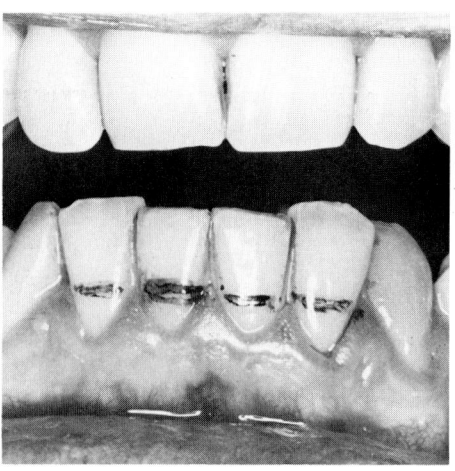

Abb. 3

1. Öffnet der Patient den Mund genügend weit?

Mit Hilfe eines Lineals, einer Schublehre oder eines Zirkels wird die *Schneidekantendistanz* (SKD) zwischen den oberen und unteren mittleren Schneidezähnen bei *maximaler Mundöffnung* gemessen (Abb. 1).
Ist keines dieser Hilfsmittel vorhanden, reicht als Richtwert das mittlere Fingerglied des Zeigefingers aus. Paßt das Fingerglied zwischen die oberen und unteren Schneidezähne, so wird die SKD als ausreichend angesehen.

Mit Hilfe eines Wachsstiftes wird der vertikale Überbiß (overbite) in habitueller Interkuspidation auf den Labialflächen der unteren Frontzähne markiert (Abb. 2).

Zu der gefundenen SKD wird der Wert des vertikalen Überbisses addiert (Abb. 3). Die *Normwerte* der maximalen Mundöffnung betragen bei Männern 49 mm (minimal 37 mm und maximal 60 mm) und bei Frauen 45 mm (minimal 37 mm und maximal 53 mm). *Richtwert* für eine Minimalöffnung ist 40 mm; liegt sie darunter, wird von einer Limitation gesprochen.

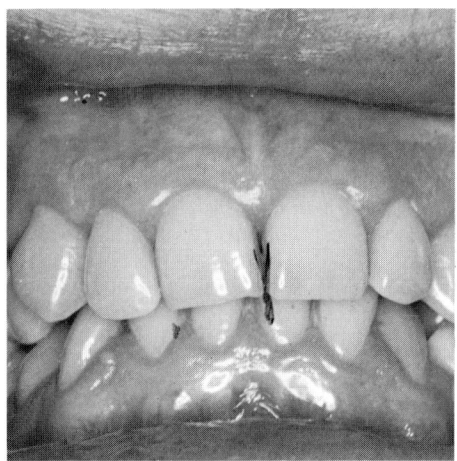

Abb. 4

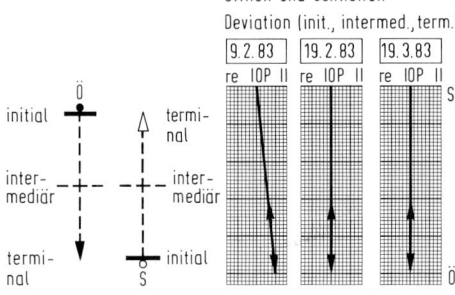

Öffnen und Schließen
Deviation (init., intermed., term.)

Abb. 5

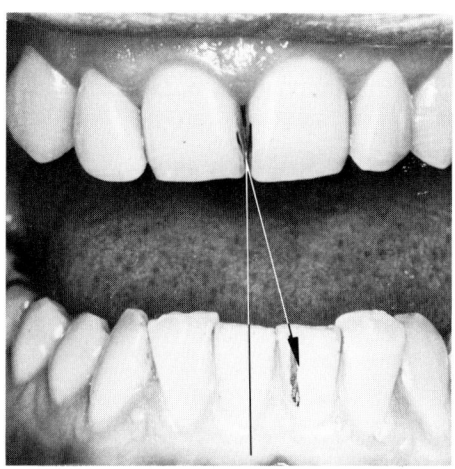

Abb. 6

2. Öffnet der Patient den Mund gerade und gleichmäßig?

Die Mittellinie wird von den oberen auf die unteren Schneidezähne mit einem Wachs-stift übertragen (Abb. 4).

Beim Öffnen (Ö) und Schließen (S) des Mundes wird die vertikale Linie, die von der oberen zur unteren Markierung führt, beobachtet. Verläuft sie *senkrecht,* ist dies physiologisch (Abb. 5). Auf dem Untersuchungsbogen sind drei Notierungen mög-lich. Zweckmäßigerweise wird am Tag der 1. Untersuchung, am Tag der Beschwerde-freiheit und am Behandlungsende die SKD und die Deviation notiert.

Abweichungen von dieser Senkrechten zeigen unphysiologische Bewegungen an:

● schräge Abweichung (Deviation) nach rechts oder links (Abb. 6),
● kurvenförmige Abweichungen, die ihren Bauch bei initialer, intermediärer oder terminaler Bewegung (Öffnen oder Schließen) nach links oder rechts zeigen, oder
● senkrechte Serpentinen, die rechts und/oder links von der Senkrechten verlaufen.

Deviation initial deutet auf einen Frühkontakt oder eine Diskus-Dislokation hin. Bei der Diskus-Dislokation ergibt sich eine Deviation zur betroffenen Seite hin während der maximalen Öffnung oder während des Vorschubs. Eine Laterotrusion zur nicht betroffenen Seite ist nicht möglich. Der Schmerz ist auf der betroffenen Seite, und ein Knacken ist im initialen Stadium vorhanden. Kein Gelenkgeräusch ist vorhanden, wenn die Diskus-Dislokation chronisch ist.
Deviation intermediär deutet auf eine Balanceinterferenz und
Deviation terminal auf eine fronto-laterale Spielstellung hin.

Abb. 7

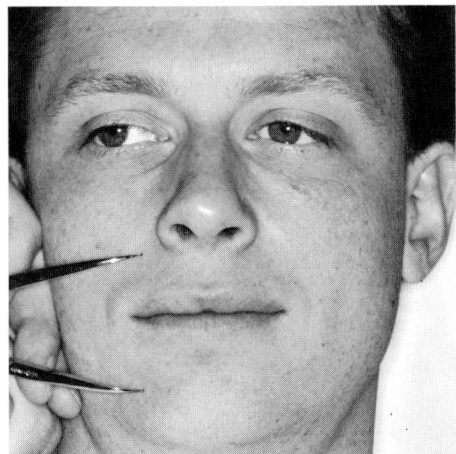

Abb. 8

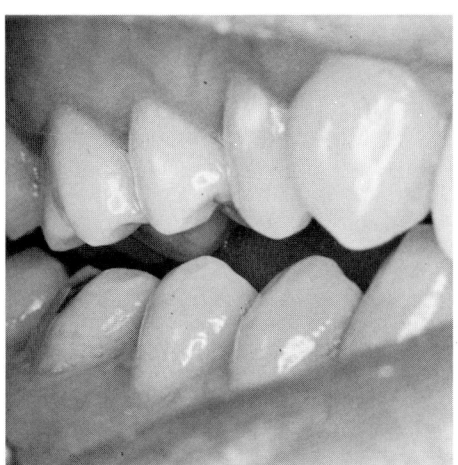

Abb. 9

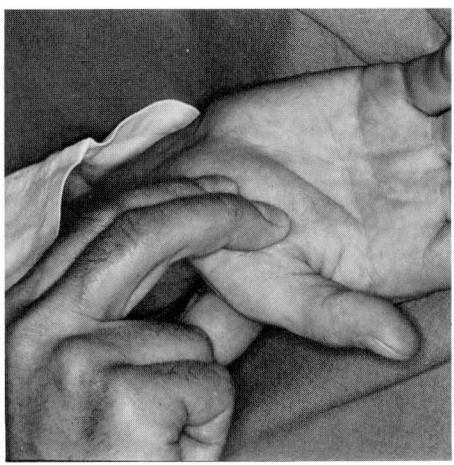

3. Ist die Ruhelage akzeptabel?

Die Ruhelage kann mit Hilfe eines Zirkels (hier Zielinsky-Zirkel) und zwei Hautpunkten überprüft werden. Der Abstand zwischen der habituellen Interkuspidation und der Ruhelage sollte etwa 2 mm betragen (Abb. 7).

Entsprechend der Bißart hat der Unterkiefer bei geringstem Tonus der Muskulatur (Ruhelage), d. h. bei aufrechtem Sitzen, Geradeausblicken und völliger Entspannung des Patienten, einen vorgegebenen und relativ gleichbleibenden Abstand vom Oberkiefer (Abb. 8). Differiert dieser Abstand sehr stark von der Norm (2 mm), ist dies unphysiologisch.

Vor der Palpation der Muskeln sollten die *Nervenaustrittspunkte* (NAP):

● Foramen supraorbitalis,
● Foramen infraorbitalis und
● Foramen mentalis

als neurologischer Test nach ihrer Qualität: spitz, stumpf, kalt, warm untersucht werden.

4. Ist die Palpation der Muskeln und Kiefergelenke druckschmerzhaft?

Der bei der Muskelpalpation angewandte Druck und das dadurch entstehende Druckgefühl wird mit dem Druckgefühl verglichen, das der Untersuchende am Handballen (Abb. 9) des Patienten auslösen kann. Löst der Druck in den Gesichts-, Kopf- und Halsmuskeln aufgrund momentaner höherer Empfindlichkeit einen Schmerz aus, so wird das als „druckschmerzhaft" gewertet. Mißempfindungen sollten nicht gewertet werden. Der bei der Muskelpalpation angewandte Druck wirkt mindestens 20 Sekunden ein, um die Suche nach einem Triggerpunkt (= kleiner, umschriebener, überempfindlicher Punkt in Geweben, dessen Stimulation in einem entlegenen Areal Schmerzen auslöst; siehe Seite 23), der eventuell für die geklagten Schmerzen ausschlaggebend ist, zu optimieren. Bekannt ist, daß in jedem Körpermuskel ein Schmerz ausgelöst werden kann; dies gilt auch für die Kaumuskulatur. Der Schmerz wird entweder im Muskel selbst oder in entfernten Gebieten, den sog. Referenzzonen (referred pain), wahrgenommen. Die Ausstrahlung kann man durch Palpation an einem aktiven Triggerpunkt auslösen. Die Referenzzonen oder Projektionsgebiete der Kaumuskulatur befinden sich zum Teil im Schädel-, Nacken-, Ohr- und Gesichtsbereich. Häufig stimmen die Triggerpunkte mit den Akupunkturpunkten überein.

Im folgenden werden neben den Palpationspunkten auch die Projektionsgebiete in Anlehnung an *Travell* und *Schimek* aufgeführt.

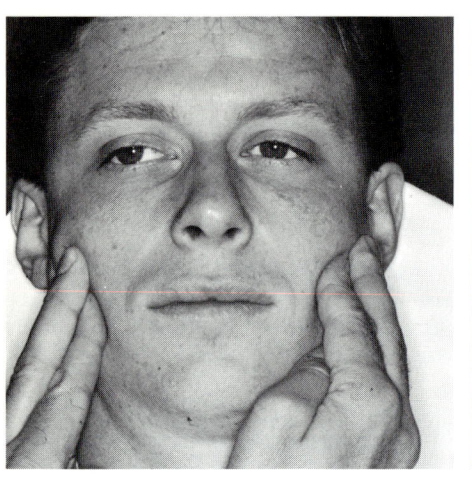 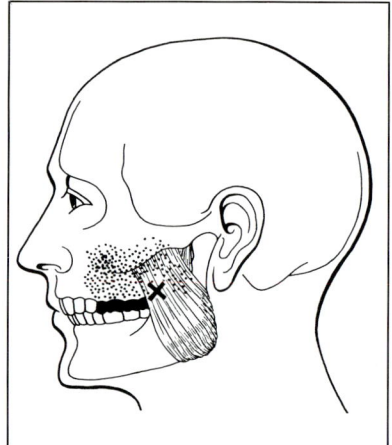

Abb. 10

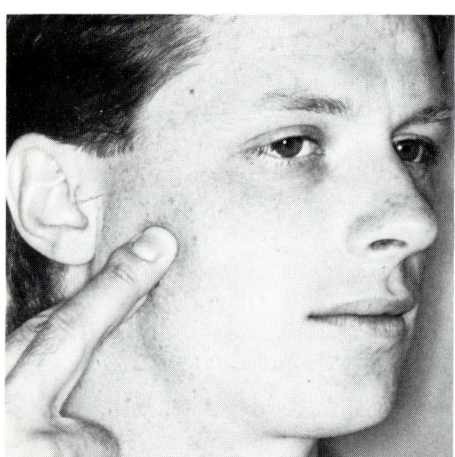 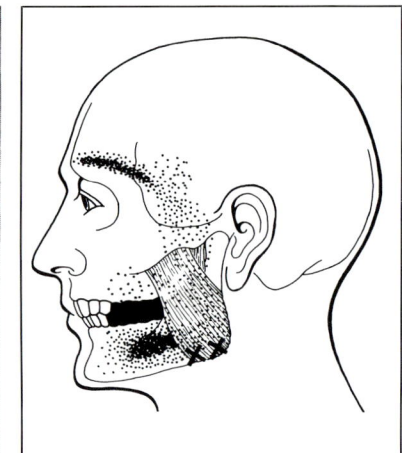

Abb. 11

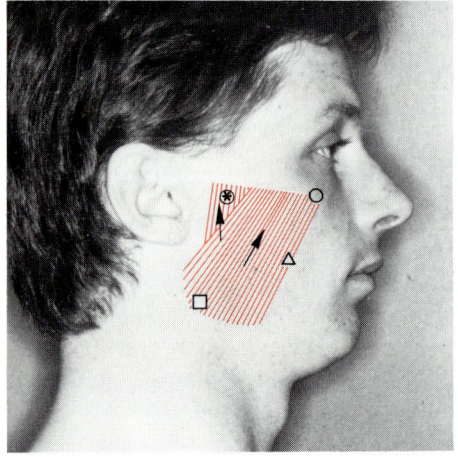 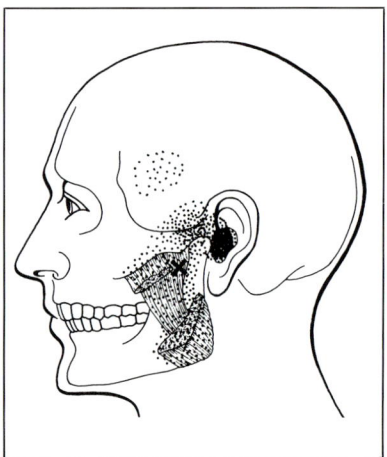

Abb. 12

4.1 Extraorale bilaterale Palpation

Der Patient sitzt, lehnt sich an und schließt den Mund. Während er in habitueller Interkuspidation die Muskeln stark anspannt (Pressen), wird die Muskelaktivität (Muskelspannung) *bilateral* palpiert. Entsteht Druckschmerz oder zeigt sich eine asymmetrische Muskelaktivität, weist dies auf einen pathologischen Befund hin.

4.1.1 Musculus masseter

Musculus masseter, pars superficialis

Der M. masseter ist der eigentliche Kaumuskel, der den Unterkiefer anhebt (Elevator) und die Zähne gegeneinanderpressen läßt. Die pars superficialis läßt bei bilateraler Kontraktion den Unterkiefer in Protrusion gehen und bei unilateraler Kontraktion in Laterotrusion.
In der TKP haben der M. masseter und der M. pterygoideus medialis die geringste Aktivität. So wird das Kiefergelenk vor Zerstörung geschützt. Patienten mit langem Gleiten oder mit fehlender posteriorer Stützzone können die Elevationskraft in TKP *nicht* reduzieren. Dies führt zur Zerstörung des Diskus während der Retrusion bei Bruxismus. Die Elevationskraft fixiert dabei den Diskus an der Fossa, und die belasteten Kondylenbewegungen beim Bruxieren tendieren dazu, den posterioren Rand des Diskus zu komprimieren und die Unversehrtheit der bilaminären Zone zu gefährden. Diese Änderungen prädisponieren den Diskus zu einer anterioren Verschiebung (Verlagerung).

Palpationspunkte (Abb. 10, Abb. 12; siehe auch Abb. 27):
△ Vorderrand des M.masseter,
○ am Arcus zygomaticus unterhalb des Auges,
□ am Kieferwinkel (Protuberantia masseterica).

Schmerz-Projektionsgebiete (gepunktet).
Vorderrand des M. masseter, Schema 10 ($\times$ = Triggerpunkt).
am Kieferwinkel. Schema 11 ($\times$ = Triggerpunkte).

Musculus masseter, pars profunda

Die pars profunda ist ein Retraktor des Unterkiefers.

Palpationspunkt (Abb. 11, 12):
❀ kaudal des Arcus zygomaticus und zwei Fingerbreit vor dem Tragus.

Schmerz-Projektionsgebiete (gepunktet), Schema 12 ($\times$ = Triggerpunkt).

Schematische Darstellung der Palpationspunkte (Abb. 12).
↗ Zugrichtung des Muskels.

Nervale Versorgung
Nervus massetericus (V,3).

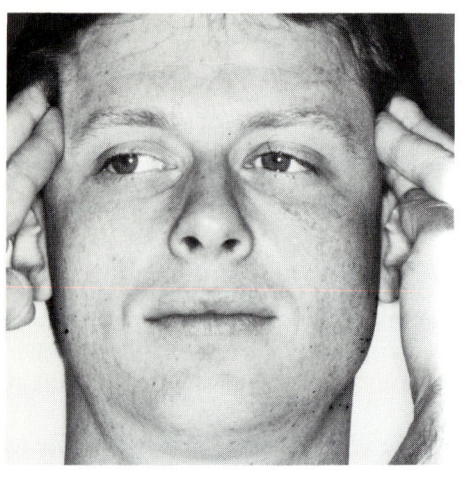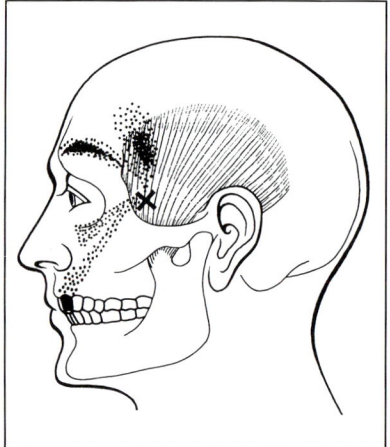

Abb. 13

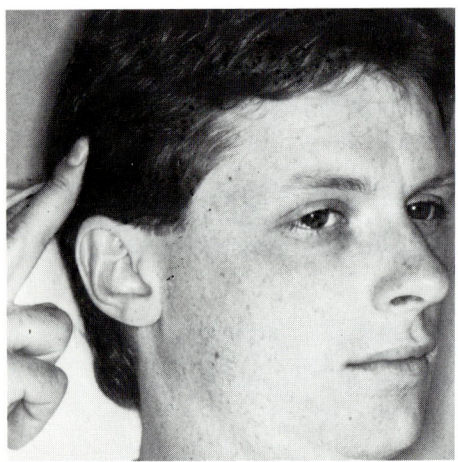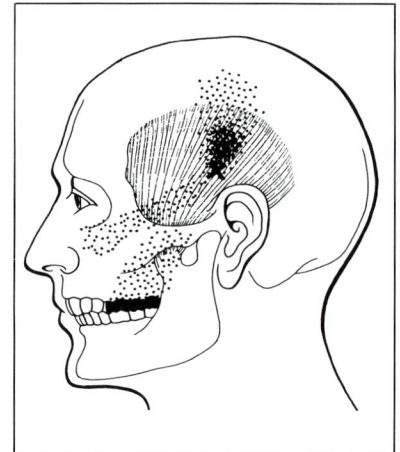

Abb. 14

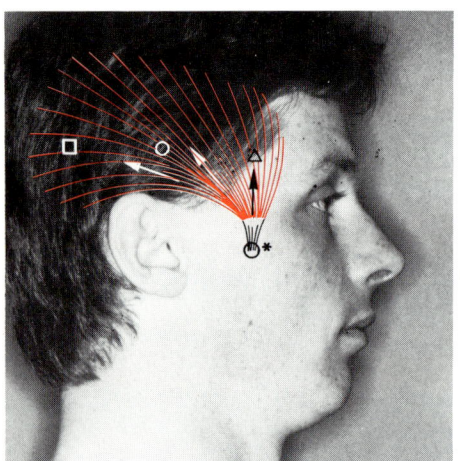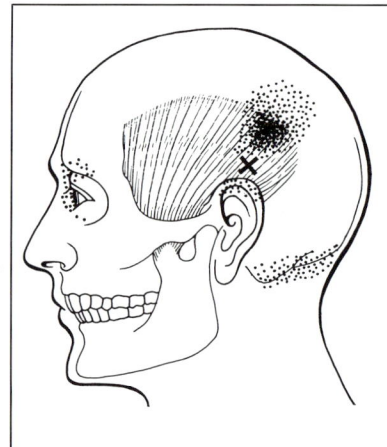

Abb. 15

4.1.2 Musculus temporalis

Musculus temporalis, portio anterior

Der M. temporalis hebt mit seiner portio anterior (kraniale Zugrichtung) den Unterkiefer an (Elevator) und läßt die Zähne gegeneinander pressen. Während des Pressens und der Retrusion ist seine Aktivität der des M. pterygoideus lateralis, venter superior ähnlich.

Palpationspunkt (Abb. 13, Abb. 15):
△ Schläfenregion.

Schmerz-Projektionsgebiete (gepunktet).
Schläfenregion, Schema 13 (× = Triggerpunkt).

Musculus temporalis, portio medialis

Mit seiner portio medialis (dorso-kraniale Zugrichtung) hebt er den Unterkiefer an und zieht ihn zurück.

Palpationspunkt (Abb. 15):
○ ventro-kranial des Ohres.
Schmerz-Projektionsgebiete (gepunktet), Schema 14 (× = Triggerpunkt).

Musculus temporalis, portio posterior

Mit seiner portio posterior (dorsale Zugrichtung) zieht er den Unterkiefer zurück (Retraktor) und ist bei unilateraler Kontraktion an der Lateralbewegung beteiligt.

Palpationspunkt (Abb. 14, Abb. 15):
□ dorso-kranial des Ohres.
Schmerz-Projektionsgebiete (gepunktet), Schema 15 (× = Triggerpunkt).

Schematische Darstellung der Palpationspunkte (Abb. 15).
○* intraoral: Temporalis – Sehne (siehe Abb. 28).
↗ Zugrichtung des Muskels.

Nervale Versorgung
Nervi temporales profundi (V,3).

Abb. 16

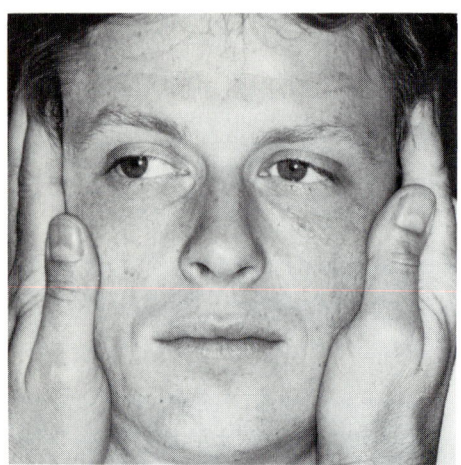

Abb. 17

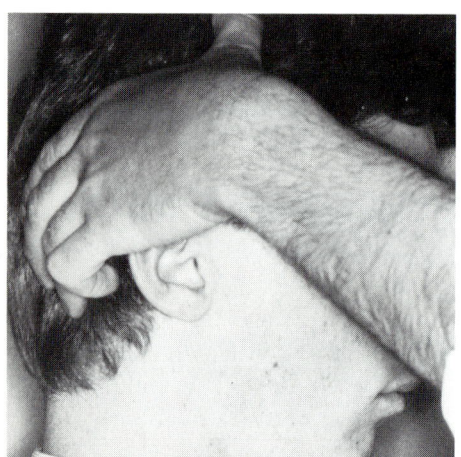
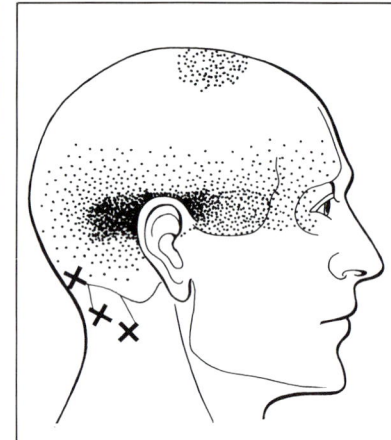

Abb. 18

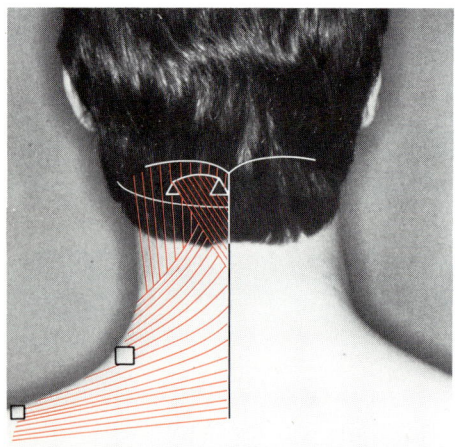
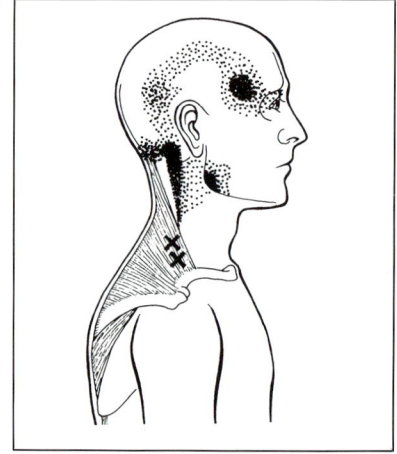

Mit Hilfe leichten Führens mit beiden Händen wird der Kopf des Patienten aus der Kopfstütze nach ventral in die Senkrechte bewegt, damit die Nackenmuskulatur palpiert werden kann (Abb. 16). Läßt sich der Patient leicht führen, ist eine gewisse Vertrauensbasis vorhanden.

4.1.3 Musculus trapezius und die subokzipitale Muskulatur

Diese Muskeln ziehen den Kopf zurück und sind damit für die Kopfhaltung und indirekt für die Unterkieferhaltung verantwortlich. Spasmen in diesen Muskeln haben Auswirkungen auf die Musculi pterygoidei laterales. Bei unilateraler Kontraktion wird der Kopf gedreht.

Palpationspunkte (Abb. 17, Abb. 18):
△ Processus occipitalis.
□ Übergang vom Hals zur Schulter.

Schmerz-Projektionsgebiete (gepunktet).
Processus occipitalis und subokzipitale Muskulatur, Schema 17 (× = Triggerpunkte).
Übergang vom Hals zur Schulter: M. trapezius, Schema 18 (× = Triggerpunkte).

Schematische Darstellung der Palpationspunkte (Abb. 18).

Nervale Versorgung
Nervus accessorius, Plexus cervicalis und Rami dorsales der Spinalnerven.

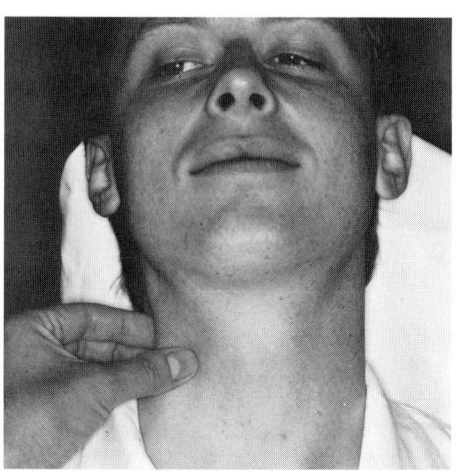 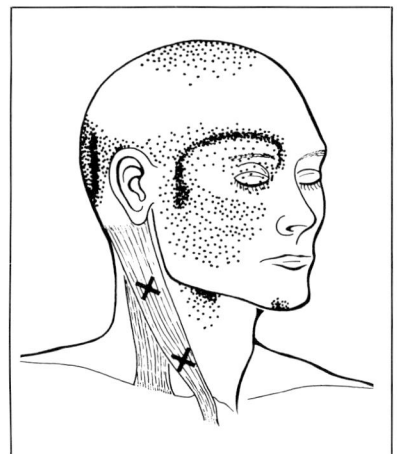

Abb. 19

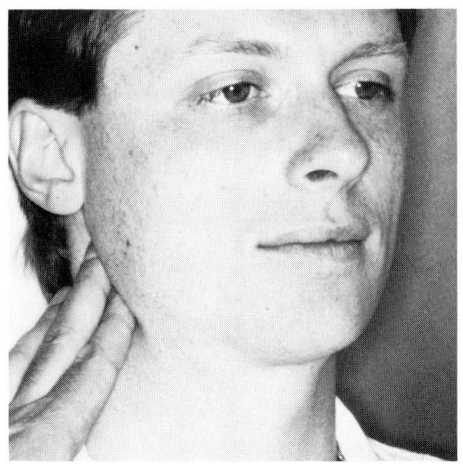 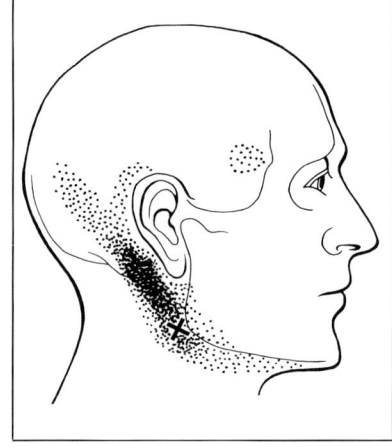

Abb. 20

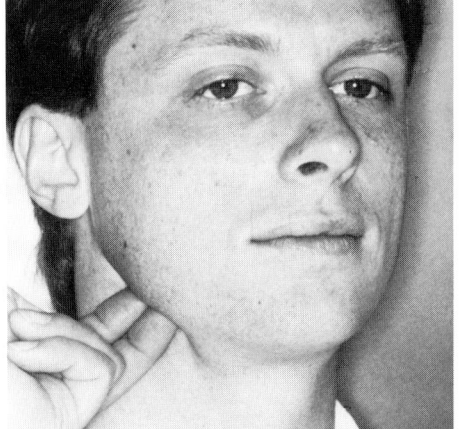 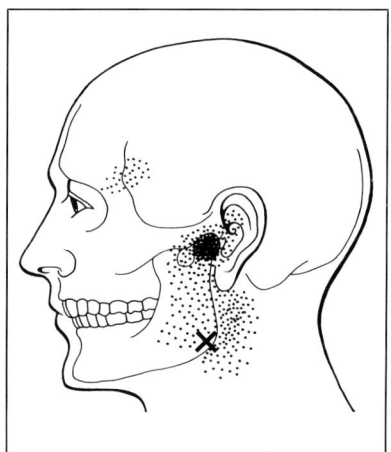

Abb. 21

4.1.4 Musculus sternocleidomastoideus

Bei einseitiger Kontraktion dreht er das Gesicht nach der gegenüberliegenden Seite und neigt den Hinterkopf auf die gleiche Seite. Wirken beide Muskeln zusammen, so kippen sie den Kopf dorsal und heben damit das Gesicht. Dieser Muskel ist der „Kopfwender", insofern ist auch er wie der Musculus trapezius für die Kopfhaltung und damit indirekt für die Haltung des Unterkiefers verantwortlich.

Palpationspunkt (Abb. 19 bzw. Abb. 23):
● der Muskel ist am Hals, etwa in Höhe des Kinns, und am Schlüsselbein zu palpieren.

Schmerz-Projektionsgebiete (gepunktet), Schema 19 (× = Triggerpunkte).

Nervale Versorgung
Nervus accessorius und Plexus cervicalis.

4.1.5 Musculus digastricus, venter posterior

Palpationspunkt (Abb. 20 bzw. Abb. 23):

△ zwischen dem aufsteigenden Unterkieferast und dem M.sternocleidomastoideus am Hals.

Schmerz-Projektionsgebiete (gepunktet), Schema 20 (× = Triggerpunkt).

Nervale Versorgung
Venter posterior: Nervus facialis.

4.1.6 Musculus pterygoideus medialis

M.pterygoideus medialis ist ein Kaumuskel, der den Unterkiefer anhebt (Elevator) und die Zähne gegeneinanderpressen läßt. Zusammen mit dem Musculus masseter ermöglicht er eine vertikal gerichtete Kaukraftkomponente auf die Zähne auch bei einseitigem Kauen auf der Arbeitsseite (Laterotrusionsseite). Bei unilateraler Kontraktion ergibt sich eine Laterotrusion des Unterkiefers. Der Muskel bewirkt bei bilateraler Kontraktion zusätzlich eine Protrusion des Unterkiefers (Protraktor).

Palpationspunkt (Abb. 21):
○ medial am Kieferwinkel.

Schmerz-Projektionsgebiete (gepunktet), Schema 21 (× = Triggerpunkt).

Die schematische Darstellung dieser Palpationspunkte siehe Abb. 23.

Nervale Versorgung
Nervus pterygoideus medialis (V,3).

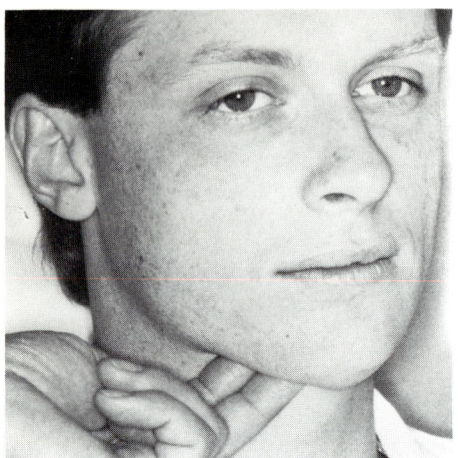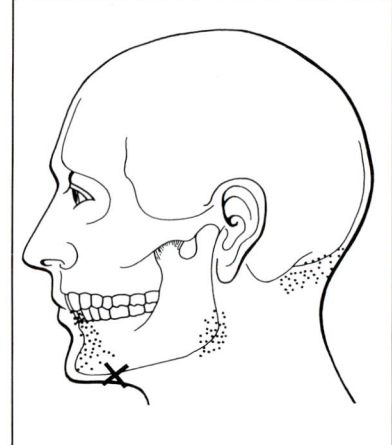

Abb. 22

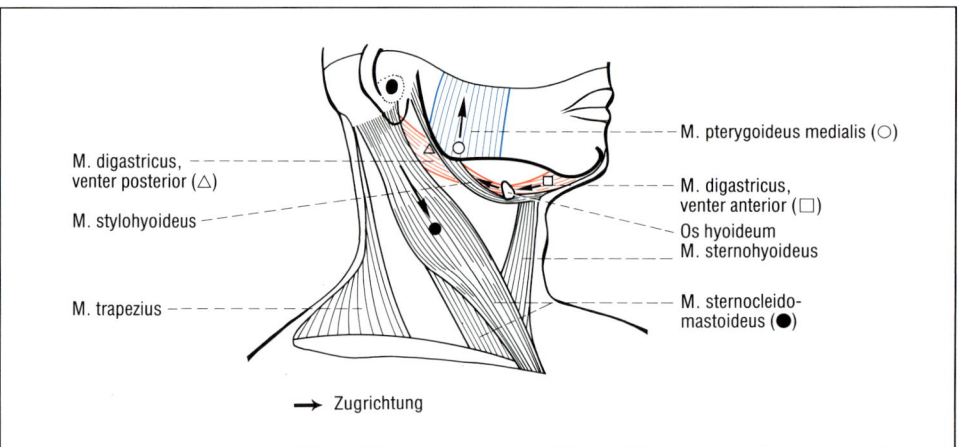

M. digastricus,
venter posterior (△)

M. stylohyoideus

M. trapezius

M. pterygoideus medialis (○)

M. digastricus,
venter anterior (□)

Os hyoideum
M. sternohyoideus

M. sternocleido-
mastoideus (●)

→ Zugrichtung

Abb. 23

4.1.7 Musculus digastricus, venter anterior

Der M.digastricus kann das Os hyoideum fixieren, anheben und damit den Zungengrund auch anheben. In geringem Ausmaß ist er als Kieferöffner beteiligt, wenn das Os hyoideum fixiert ist. Zusammen mit den anderen Zungenbeinmuskeln ist er in der Lage, den Unterkiefer gegen das Zungenbein zu bewegen, wenn dieses durch die unteren Zungenbeinmuskeln in seiner Lage fixiert ist.

So kann eine Protrusion oder Retrusion des Unterkiefers entstehen. Dieser Muskel wirkt als „Bremse" beim zu schnellen Schließen der Zähne und vermeidet dadurch Frakturen.

Palpationspunkt (Abb. 22, Abb. 23):
☐ Lateral der Medianebene am Mundboden.
Schmerz-Projektionsgebiete (gepunktet), Schema 22 (× = Triggerpunkt).

Nervale Versorgung
Venter anterior: Nervus mylohyoideus (V,3).

Schematische Darstellung der Palpationspunkte (Abb. 23):
● M.sternocleidomastoideus,
△ M.digastricus, venter posterior,
○ M.pterygoideus medialis,
☐ M.digastricus, venter anterior,
↗ Zugrichtung der Muskeln.

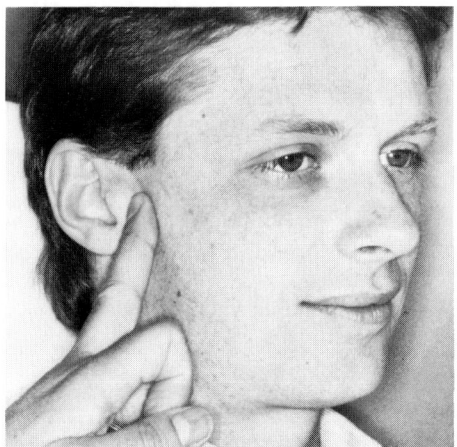

Abb. 24

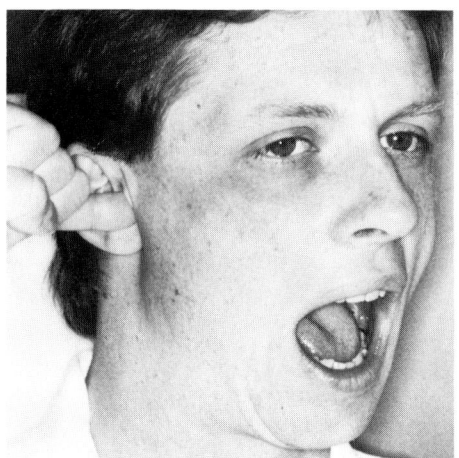

Abb. 25

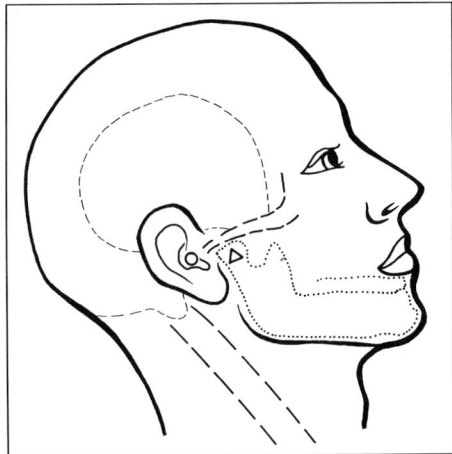

Abb. 26

4.1.8 Linkes und rechtes Kiefergelenk

Palpationspunkte:

△ lateral durch Auflegen einer Fingerbeere auf die prominente Stelle des Processus condylaris, während der Patient öfter den Mund öffnet und schließt (Abb. 24, Abb. 26).

O dorsal im äußeren Gehörgang wird mit dem kleinen Finger palpiert, während der Patient öfter den Mund öffnet und schließt. Der Processus condylaris soll beim Schließen den kleinen Finger verdrängen (Abb. 25, 26).

Schematische Darstellung der Palpationspunkte (Abb. 26).

Funktion und nervale Versorgung werden ab Seite 203 besprochen.

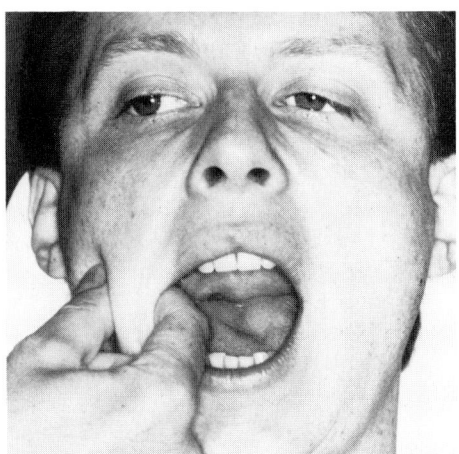

Abb. 27

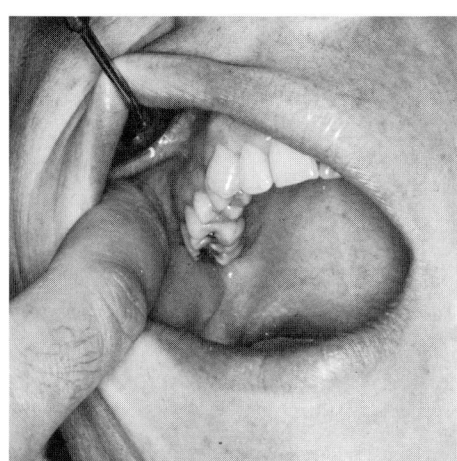

Abb. 28

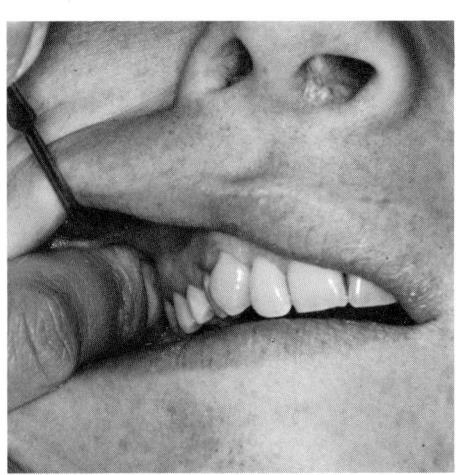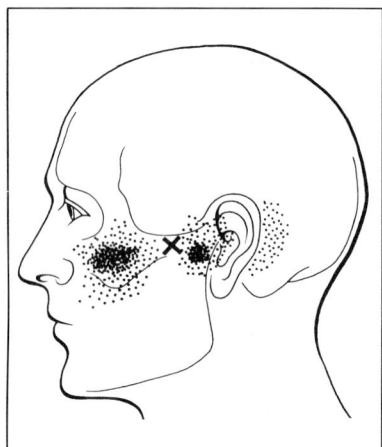

Abb. 29

4.2 Intraorale bilaterale Palpation

Der sitzende Patient lehnt den Kopf an und hat den Mund leicht geöffnet.

4.2.1 Vorderrand des Musculus masseter

Palpationspunkt:
zwischen zwei Fingerbeeren von extraoral und intraoral (Abb. 27) kann der M.masseter zusätzlich zur extraoralen Palpation (siehe Abb. 10) untersucht werden. Ergeben sich pathologische Befunde, so werden sie unter M.masseter (4.1.1) notiert.

4.2.2 Temporalissehne

Palpationspunkt:
am Processus coronoideus bei halbgeöffnetem Mund in der oberen (vestibulären) Umschlagfalte (Abb. 28; siehe auch Abb. 15).

4.2.3 Musculus pterygoideus lateralis

Der M. pterygoideus lateralis ist ein Kaumuskel und besteht aus einem venter superior und einem venter inferior, die eine reziproke Aktivität aufweisen können *(Mahan)*. Der venter superior ist aktiv
● beim Pressen in IOP und TKP (IP und RP),
● bei ipsilateralen Bewegungen (Laterotrusion),
● bei Schließbewegungen und
● bei Retrusionsbewegungen.
Der venter superior inseriert in der Fovea pterygoidea des Collum mandibulae und mit wenigen Fasern am anterioren Rand des Diskus. Eine interne Diskusverlagerung, z.B. Knacken, hat eine Hyperaktivität des venter superior zur Folge.
Der M. pterygoideus lateralis, venter superior kann *keine* anteriore Verlagerung des Diskus verursachen, da er am Collum mandibulae inseriert.
Der venter inferior ist aktiv
● beim Öffnen des Mundes,
● bei ipsilateralen Bewegungen (Laterotrusion),
● bei kontralateralen Bewegungen (Mediotrusion) und
● bei Protrusionsbewegungen.
Der venter inferior inseriert in der Fovea pterygoidea des Collum mandibulae. Der venter superior und der venter inferior sind synergistisch beim Schließen und Öffnen mit der suprahyoidalen Muskulatur. Siehe auch Seite 214.
Auch der M. pterygoideus lateralis, venter inferior ist bei der elastischen Deformierung der Mandibula beim Öffnen beteiligt.

Palpationspunkt: dorso-kranial des Tuber maxillae in der Nähe des Kondylushalses und der Gelenkkapsel mit dem Zeigefinger (kurzer Fingernagel!) Bei geringem Platz wird der Patient aufgefordert, bei halb geöffnetem Mund den Unterkiefer zu jener Seite zu schwenken, an welcher der Muskel palpiert werden soll (Abb. 29).

Schmerz-Projektionsgebiete (gepunktet), Schema 29 (× = Triggerpunkt).

Nervale Versorgung Nervus pterygoideus lateralis (V,3).

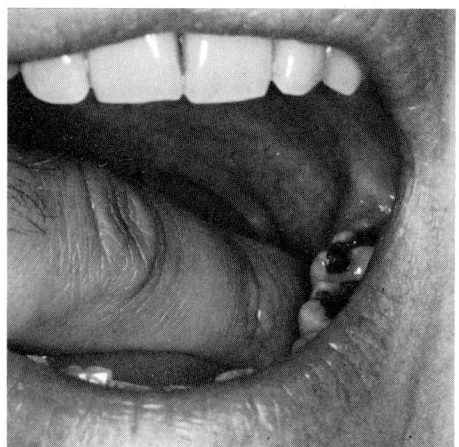

Abb. 30

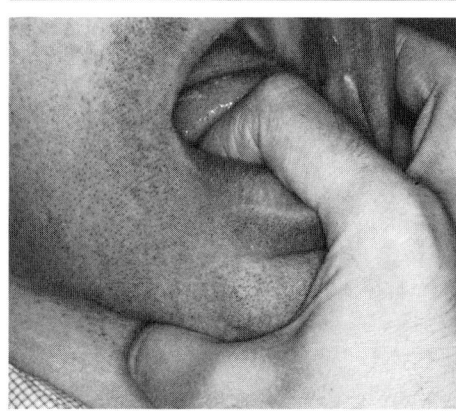

Abb. 31

Palpation	Datum							
		re	li	re	li	re	li
M. masseter							
M. temporalis p. ant.							
p. med.							
p. post.							
M. trapezius							
M. sternocleidomastoideus							
M. digastricus v. post.							
v. ant.							
M. pterygoideus med.		x	x				
Kiefergelenk							
Temporalissehne							
M. pterygoideus lat.			x				
Suprahyoidale Muskulatur							

Abb. 32

4.2.4 Musculus pterygoideus medialis

Palpationspunkt:
kaudal des dritten Molaren am Kieferwinkel (Abb. 30) wird der M.pterygoideus medialis zusätzlich zur extraoralen Palpation untersucht (vergleiche 4.1.6).

4.2.5 Mundbodenmuskulatur (suprahyoidale Muskulatur)

Hierunter werden folgende Muskeln zusammengefaßt:

● **Musculus mylohyoideus**

Funktion
Anheben des Zungenbeins oder Herabziehen des Unterkiefers.

Nervale Versorgung
Nervus mylohyoideus (V,3).

● **Musculus geniohyoideus**

Funktion
Ventralziehen des Zungenbeins.

Nervale Versorgung
Nervus hypoglossus (XII).

● **Musculus stylohyoideus**

Funktion
Dorso-kraniales Ziehen des Zungenbeins.

Nervale Versorgung
Nervus facialis.

Palpationspunkt:
der Mundboden wird zwischen Zeigefinger (intraoral) und Daumen (extraoral) palpiert. Ist der Mundboden weich, liegt ein physiologischer Muskeltonus vor. Ist er hart,
liegt ein pathologischer Muskeltonus vor (Abb. 31).

Eine zusätzliche Palpation besonders der mimischen Muskulatur (M. orbicularis oris,
M. zygomaticus major, Platysma, M. occipitofrontalis) zum Auffinden von Trigger-
punkten kann differentialdiagnostische Hinweise liefern.

Die Reihenfolge der Palpation sollte immer beibehalten werden, um fehlerhaftes Vorgehen zu vermeiden. Alle Befunde, z. B. ,,linker M.pterygoideus lateralis" oder ,,linker
und rechter M.pterygoideus medialis sind druckschmerzhaft", werden im zahnärztlich-funktionellen Untersuchungsbogen durch Kreuze markiert (Abb. 32). Zweckmä-
ßig wird am Tag der 1. Untersuchung, am Tag der Beschwerdefreiheit und bei
Behandlungsende palpiert und die Eintragung vorgenommen, um die Effektivität der
Therapie bestätigt zu erhalten.

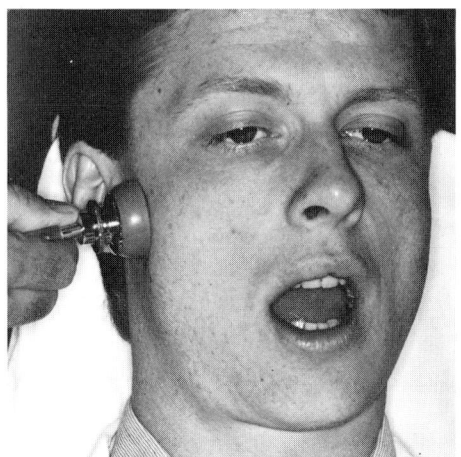

Abb. 33

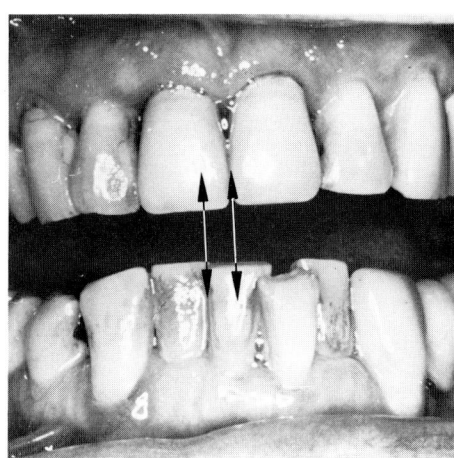

Abb. 34

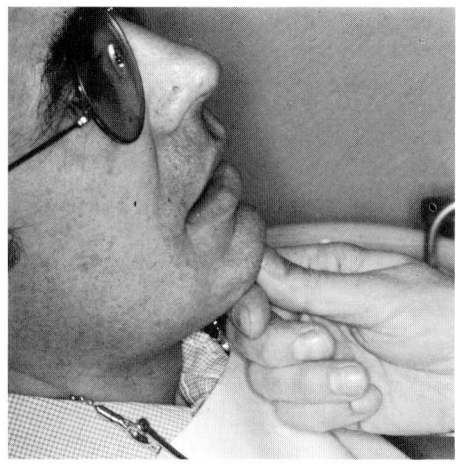

Abb. 35

5. Sind die Gelenkgeräusche abnorm?

Die Geräusche im Kiefergelenk sind während der Kondylenbewegungen sowohl mit dem Stethoskop als auch durch Palpation zu beurteilen. Die Geräusche sind dann abnorm, wenn Knacken hörbar oder Krepitation (Reiben, Springen, Haken etc.) fühlbar ist. Weiterhin wird ermittelt, bei welcher Bewegung des Unterkiefers und bei welcher Schneidekantendistanz (SKD) – einzuteilen in initial, intermediär und terminal – die Geräusche auftreten. Die Untersuchung ist links und rechts vorzunehmen (Abb. 33).

6. Sind Okklusionsnebengeräusche vorhanden?

Okklusionsnebengeräusche können beim schnellen Öffnen und Schließen, d. h. beim Zähneklappern, auftreten. Dieser Klappertest kann mit und ohne Stethoskop vorgenommen werden (Abb. 34).
Ein reiner Ton: keine Okklusionsnebengeräusche, *mehrere Töne nacheinander* („Pferdegetrappel"): Okklusionsnebengeräusche.

7. Ist das Führen des Unterkiefers in die terminale Scharnierachsenposition (TSP) schmerzhaft?

Läßt sich der Unterkiefer ohne massiven Daumendruck schmerzfrei in die terminale Scharnierachsenposition führen, so wird dies als physiologisch angesehen. Hierbei wird versucht, die Kondylen in die kraniale, retrale und nicht seitenverschobene Position zu bringen (Abb. 35).

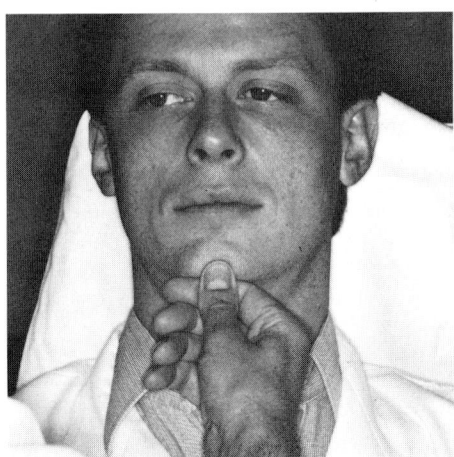

Abb. 36

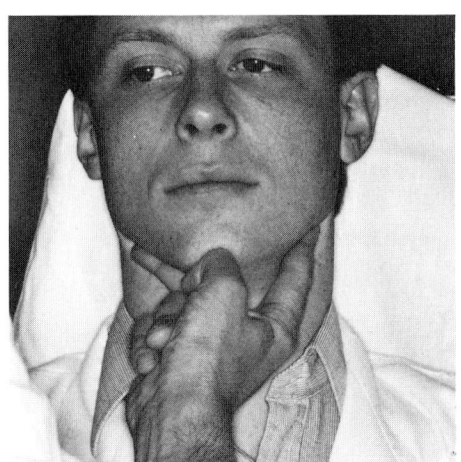

Abb. 37

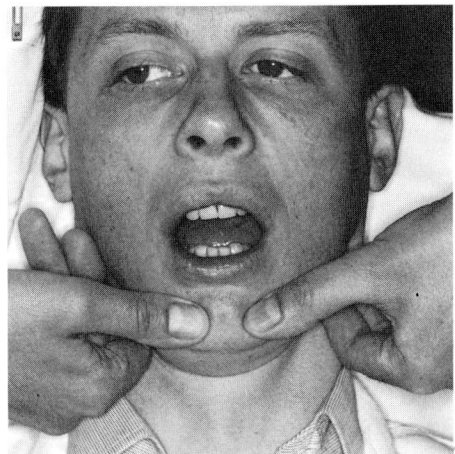

Abb. 38

Die gebräuchlichsten manuellen Führungsweisen des Unterkiefers

Der Daumen wird auf den Zeigefinger gelegt. Das Kinn soll zwischen Zeigefinger und Fingerkuppe des Daumens liegen. Hierbei zeigt der Unterarm nach sagittal-kranial. Bei leicht dorsaler Position des Kopfes mit Widerlager an einer festen Kopfstütze oder an der Wand wird der Unterkiefer während des Schließens, insbesondere ab einer Mundöffnung von etwa 20 mm, ohne aktive Hilfe des Patienten und mit leichtem Druck in die terminale Scharnierachsenposition geführt (Abb. 36).

Der Daumen wird am Kinn, Zeigefinger und Mittelfinger werden jeweils am Kieferwinkel angelegt. Der Unterarm des Behandlers zeigt nach sagittal-kranial. Während die Finger am Kieferwinkel kranial drücken, wird der Unterkiefer mit dem Daumen in die terminale Scharnierachsenposition geführt (Abb. 37).

Die Daumen der rechten und linken Hand werden an das Kinn gelegt. Hierbei steht der Behandler hinter dem Patienten. Die restlichen Finger der beiden Hände sind am Unterkieferrand bis zum Kieferwinkel plaziert. Während des Schließens führen die restlichen Finger den Unterkiefer kranial und die Daumen retral (Abb. 38).

Bei diesen Führungsweisen soll die Führung durch den Behandler erst in der Rotationsphase der Unterkieferschließbewegung einsetzen und nicht in der Translationsphase. Die Rotationsphase kann bei einer SKD von ungefähr 20−30 mm einsetzen.

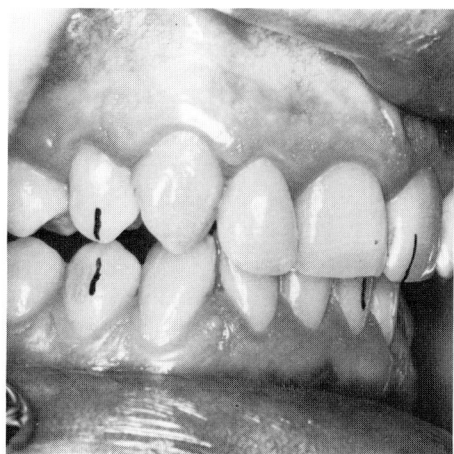

Abb. 39

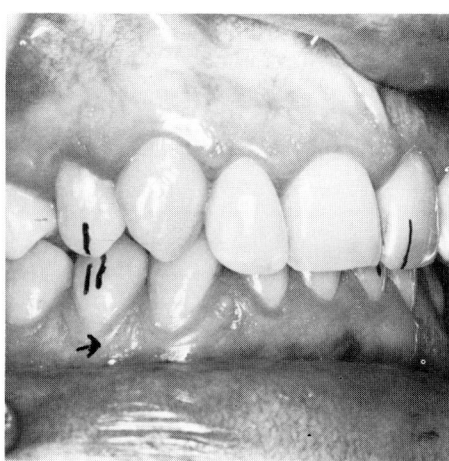

Abb. 40

8. Gleitet der Unterkiefer aus der terminalen Kontaktposition (TKP, RP) in die habituelle Interkuspidation (IOP, IP) symmetrisch und ventral und gleitet der Unterkiefer zusätzlich nach links oder rechts (asymmetrisch)?

9. Gleitet der Unterkiefer mehr als 1 mm ventral (Differenz TKP: IOP)?

Beide Fragen hängen eng miteinander zusammen.

Der Unterkiefer wird in die terminale Scharnierachsenposition (TPS) und dann durch Kranialbewegen des Unterkiefers in die terminale Kontaktposition (TKP, RP) zum ersten Zahnkontakt geführt. Diesen ersten Zahnkontakt nennt man Frühkontakt. Er wird markiert und im zahnärztlich-funktionellen Untersuchungsbogen notiert. Nun wird der Patient aufgefordert, die Zähne zusammenzupressen. Dabei gleitet der Unterkiefer in seine habituelle Interkuspidation (IOP, IP) symmetrisch und ventral oder asymmetrisch nach rechts oder links.

Gleitet der Unterkiefer mehr als 1 mm symmetrisch und ventral oder asymmetrisch nach rechts oder links, so ist dies pathologisch und muß notiert werden. Bis zu 1 mm Gleiten wird als physiologisch angesehen.

Die Position des Unterkiefers in der terminalen Kontaktposition wird mit einem Fettstift durch senkrechte Striche an den Bukkalflächen des oberen und unteren ersten Prämolaren und an den Labialflächen des oberen und unteren ersten Inzisivus markiert (Abb. 39).

Nach dem Gleiten wird am unteren ersten Prämolaren ein zweiter senkrechter Strich in Verlängerung zum oberen Strich gezogen und die Distanz – als Maß für das Gleiten – zwischen den beiden unteren Strichen gemessen (Abb. 40).

Hieraus kann auf eine ventrale Fehlposition eines oder beider Kondylen geschlossen werden.

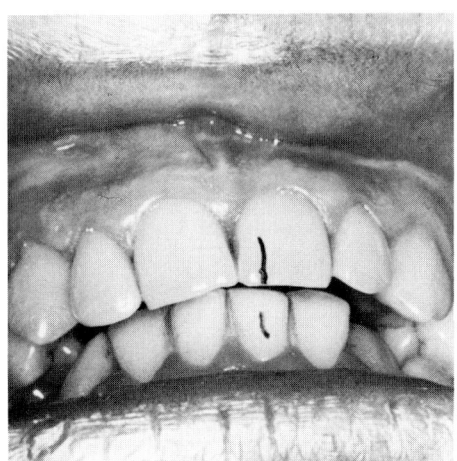

Abb. 41

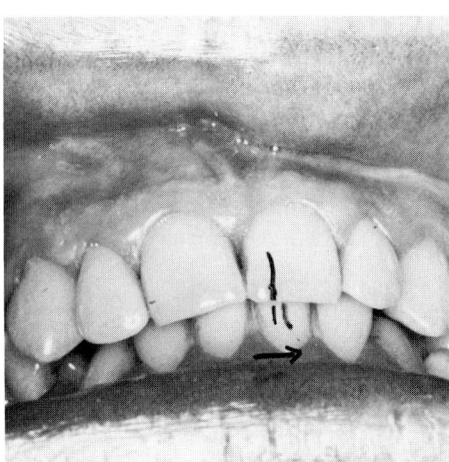

Abb. 42

Verschiedene Richtungen des Gleitens

Das Gleiten erfolgt symmetrisch und ventral, dann wird eine Distanz zwischen den beiden unteren Prämolarenstrichen und keine Distanz zwischen den Inzisivusstrichen gemessen (Abb. 40 und Abb. 41).

Das Gleiten erfolgt asymmetrisch nach links, dann wird die Distanz zwischen den beiden unteren, rechten Prämolarenstrichen und die Distanz zwischen den Inzisivusstrichen gemessen (Abb. 40 und Abb. 42).

Hieraus kann auf eine seitenverschobene Fehlpositionierung des Unterkiefers geschlossen werden.

Weitere Erläuterungen sind dem Kapitel Okklusion ab Seite 79 zu entnehmen.

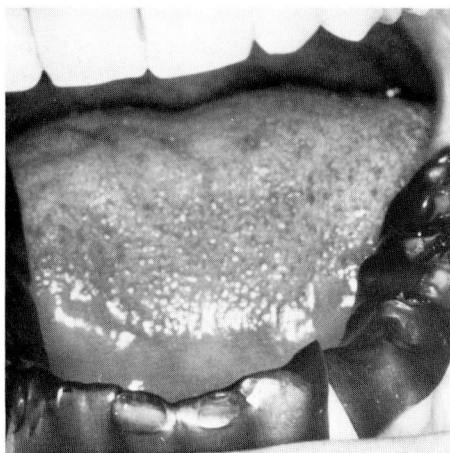

Abb. 43

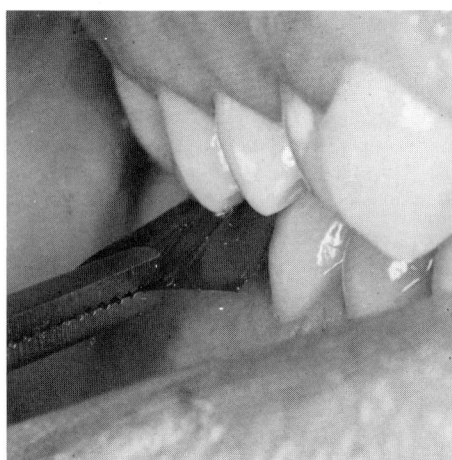

Abb. 44

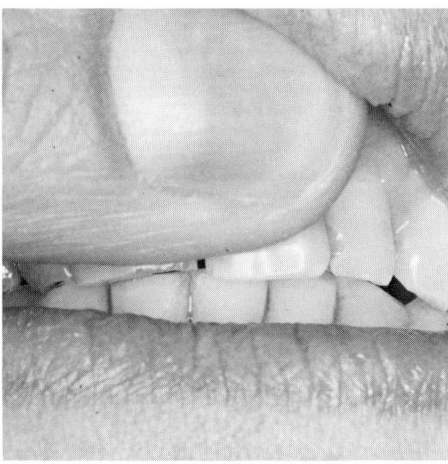

Abb. 45

10. Okklusionsstatus: Besteht eine Non- oder Hyperokklusion?

In der terminalen Kontaktposition (TKP, RP) und in der habituellen Interkuspidation (IOP, IP) werden die Okklusionskontakte mit Hilfe von Indikatoren, z.B. Okklusionswachs (occlusal indicator wax), Hanel-Folie, Bausch-Folie, Blaupapier ca. 20 µm stark, überprüft, mit Fettstift markiert und im zahnärztlich-funktionellen Untersuchungsbogen notiert. Abb. 43 zeigt die Überprüfung mit occlusal indicator wax von Kerr.

Überprüfung der Kontaktlage und Kontrolle, welche Kontakte fehlen (Abb. 44), hier im Seitenzahngebiet mit Okklusionsfolie (ca. 20 µm; 6 mm breit).

Nonokklusion: (Infraokklusion)	Es fehlen Okklusionskontakte links oder rechts in einer der oben genannten Unterkieferpositionen (z.B. im Molarengebiet = posteriore Nonokklusion).
Hyperokklusion: (Supraokklusion)	Überhöhte Okklusionskontakte, z. B. durch zu hohe Kronen.

Perkussionstest
Kontrolle der Kontakte im Frontzahngebiet durch Palpieren mit der Fingerbeere des Zeigefingers (Abb. 45). Bei Okklusionskontakt überträgt sich die Schwingung auf den Finger (= anteriore Hyperokklusion). Hier sollte eine frontale Nonokklusion von ca. 30 µm vorhanden sein.

Weitere Erläuterungen sind dem Kapitel Okklusion ab Seite 79 zu entnehmen.

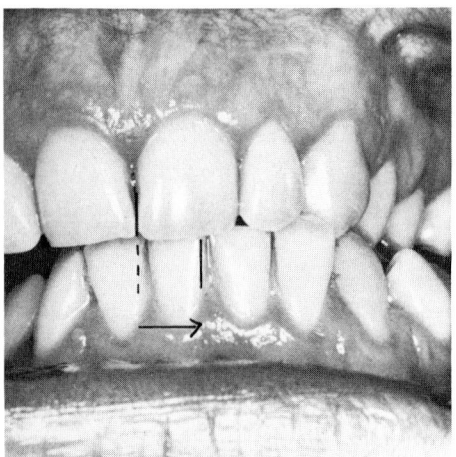

Abb. 46

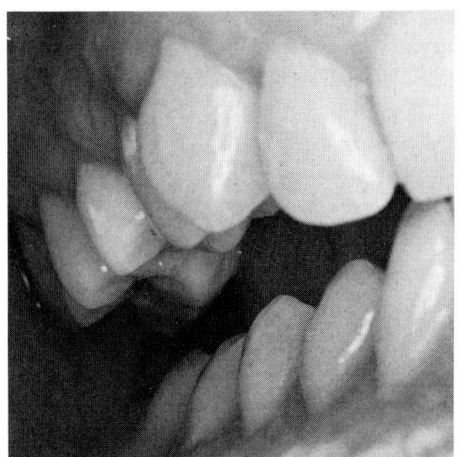

Abb. 47

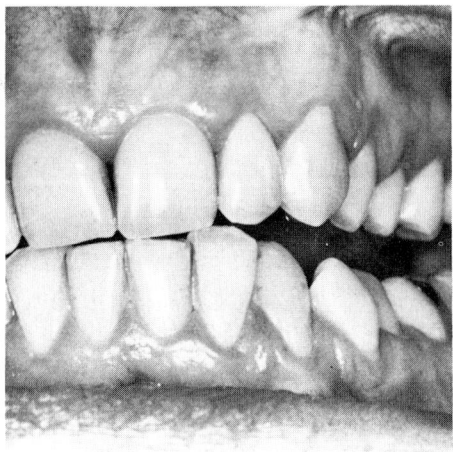

Abb. 48

11. Unterkiefermobilität: Bestehen Balancekontakte oder Balanceinterferenzen?

Unterkiefermobilität: Kann der Unterkiefer bei einer SKD von ungefähr 10 mm Exkursionen von mehr als 7 mm (frontal und lateral gemessen) ausführen, d.h. ist eine Translation vorhanden, so wird dies als physiologisch angesehen, d.h. die Mobilität der Kondylen oder die Bewegungskapazität ist ausreichend. Somit kann eine skelettale (z.B. Ankylose) von einer muskulären Mobilitätseinschränkung unterschieden werden. Die gemessenen Werte werden im zahnärztlich-funktionellen Untersuchungsbogen notiert.

Bestehen *Balancekontakte* oder *Balanceinterferenzen?* (Eigentlich: Mediotrusionskontakte oder Mediotrusionsinterferenzen; Nomenklatur!)

Aus der terminalen Kontaktposition (TKP, RP) oder aus der habituellen Interkuspidation (IOP, IP) werden Lateralbewegungen oder Laterotrusionen um etwa 5 mm – frontal gemessen – ausgeführt (Abb. 46).

Während dieser *exkursiven* Bewegungen dürfen keine Okklusionskontakte auf der Balanceseite (Mediotrusionsseite) vorhanden sein. Ein Abstand zwischen den Molaren von mindestens 1 mm sollte gefunden werden (Abb. 47).
Diese Überprüfung sollte auch im Milch- und Wechselgebiß vorgenommen werden.

Balancekontakte
Balanceinterferenzen } = Mediotrusionsstör kontakte

Aus der terminalen Kontaktposition (TKP, RP) oder aus der habituellen Interkuspidation (IOP, IP) wird die Protrusion ausgeführt, bis die Schneidekanten der Frontzähne aufeinander stehen. Während dieser Protrusionsbewegung dürfen keine Okklusionskontakte im Seitenzahngebiet auftreten (Abb. 48).

Nach Überprüfung der exkursiven Laterotrusionen und der Protrusion werden während der Leermastikation die *inkursiven* Bewegungen auf Balancekontakte oder Balanceinterferenzen mit Okklusionswachs kontrolliert.

49

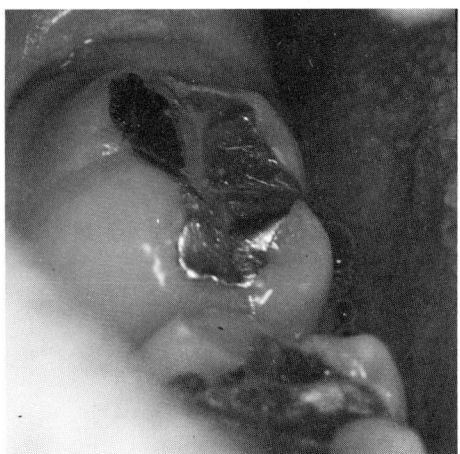

Abb. 49

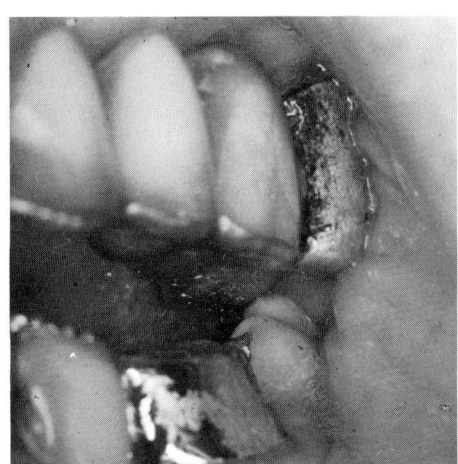

Abb. 50

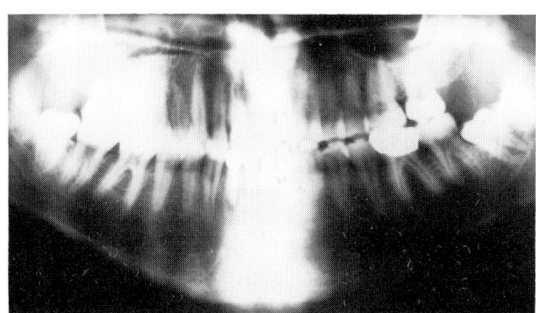

Abb. 51

Balancekontakte sind Okklusionskontakte auf der Balanceseite (Mediotrusionsseite). Sie entstehen während der Laterotrusionen (Lateralbewegungen) und/oder der Protrusion. Hierbei werden keine Ausweichbewegungen des Unterkiefers gefunden.
Klinische Zeichen: Die ,,Fluchtwege'' zeigen hochpolierte Schliffacetten (Abb. 49), die Mobilität der Zähne kann erhöht sein. Solche Zähne können auf geringe Temperaturdifferenzen sensibel reagieren. Selbst nach dem Anästhesieren zeigen sie noch sensible Reaktionen.

Balanceinterferenzen sind störende Okklusionskontakte auf der Balanceseite (Mediotrusionsseite). Sie veranlassen die Muskulatur, den Unterkiefer um diese Interferenzen während der Laterotrusion und der Protrusion herumzuführen. In Abb. 50 stößt der disto-bukkale Höcker des Zahnes 37 gegen den palatinalen Höcker des Zahnes 27. Es resultieren Ausweichbewegungen des Unterkiefers mit eventuellem intermediären Knacken im linken Kiefergelenk und Druckschmerzen bestimmter Muskeln sowie Schliffacetten an den diagonal dazu liegenden Eckzähnen 13 und 43. Dies wird auch als Thielemannsches Diagonalgesetz bezeichnet.

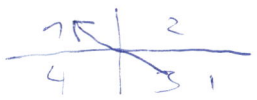

Das *Thielemannsche Diagonalgesetz* besagt: ,,Die Ursache liegt diagonal zur Folge.''
Als Beispiel diene das Orthopantomogramm (Abb. 51).

Ursache: Elongierter Zahn 48 erzeugt bei der linken Laterotrusion eine Balanceinterferenz.

Folge: Abbau des Knochens in regio der Zähne 23 und 33 mit Auffächerung der Zähne 22 und 23.

Balancekontakte oder Balanceinterferenzen können den Patienten dazu verleiten, bewußt oder unbewußt auf ihnen ,,herumzuspielen''. Das kann als dentale Spielstellung bezeichnet werden (vergleiche auch Provokationstest, Seite 55).

Weitere Erläuterungen sind dem Kapitel Okklusion ab Seite 79 zu entnehmen.

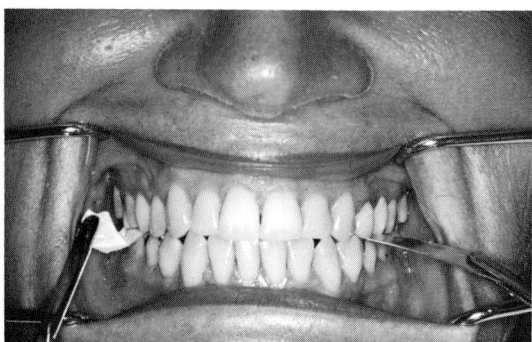

Abb. 52

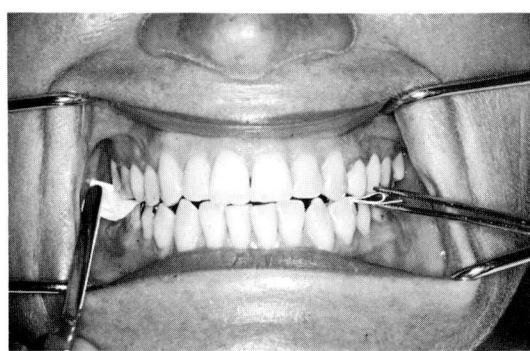

Abb. 53

12. Resilienztest: Besteht eine Kompression oder Distraktion im Kiefergelenk?

Die Kondylen werden oft in der habituellen Interkuspidaton (IOP, IP) in eine unphysiologische Gelenkposition zwangsgeführt. Zu diesen Dislokationen gehören auch die Kompression und die Distraktion.
Bei der Kompression liegt eine verringerte, bei der Distraktion eine erhöhte Resilienz der Kiefergelenke vor. Hieraus wurde von *Gerber* der Resilienztest entwickelt, um die Kompressibilität der Kiefergelenke überprüfen zu können.

Ein 0,3 mm starker, 7 mm breiter Zinnfolienstreifen wird zwischen den ersten Prämolaren einer Seite eingelegt, wodurch die Zahnreihen gesperrt werden (Abb. 52).
Gleichzeitig wird zwischen den kontralateralen endständigen Molaren ein dünner PVC-Streifen (z. B. Hanel-Folie, 21 µm) eingelegt.
Der Patient wird dann aufgefordert, in habitueller Interkuspidation (IOP, IP) fest zuzubeißen. Durch Ziehen an der PVC-Folie prüft der Behandler, ob diese durch die Molaren gehalten werden kann. Der Test wird durch Zusammenfalten des Zinnfolienstreifens so lange durchgeführt, bis der PVC-Streifen nicht mehr gehalten wird. Dabei muß der Behandler immer darauf achten, daß keine seitliche Verschiebung des Unterkiefers beim Beißen auf die Zinnfolie entsteht (Kontrolle der Mittellinienposition).
Wird bei einer Sperrung von 0,3 mm (= *eine* Zinnfolienlage) die PVC-Folie nicht gehalten, so lautet die Verdachtsdiagnose: Kompression des zu prüfenden Kiefergelenkes (auf der PVC-Folienseite).

Wird die PVC-Folie bei einer Sperrung von 0,9 mm (3malige Faltung des Zinnfolienstreifens) immer noch gehalten, so deutet das auf einen eher hohen, vielleicht schon zu hohen Resilienzwert mit Verdacht auf Distraktion des Gelenkes hin (Abb. 53).

Dieser Test kann bei Fehlen der ersten oder zweiten Molaren, bei erhöhter Beweglichkeit der ersten Prämolaren und in der Totalprothetik nicht angewendet werden.
Der Resilienztest darf nie ohne den gesamten Funktionsstatus ausgewertet werden. Er kann aber nur auf eine kraniale oder kaudale Fehlpositionierung des Kondylus hinweisen.

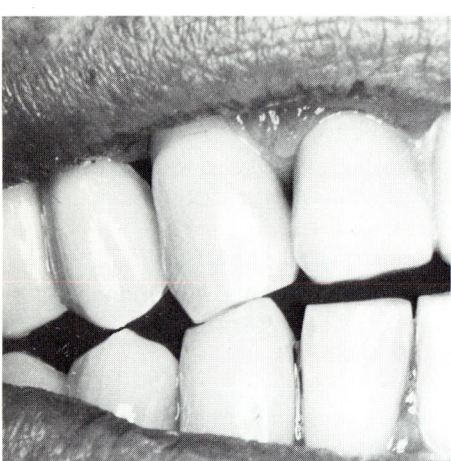

Abb. 54

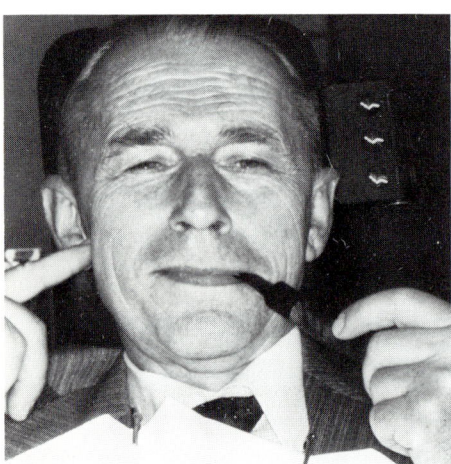

Abb. 55

13. Provokationstest: Lassen sich Schmerzen in der Spielstellung provozieren?

Spielstellungen sind zentrische und exzentrische Unterkieferpositionen, die vom Patienten gern und unbewußt eingenommen werden. Die Spielstellungen können mit und ohne Okklusionskontakte (= dentale und nondentale Spielstellung) zustandekommen. Sie werden auch als oral habits bezeichnet, wobei sog. „Schonhaltungen" des Unterkiefers, z. B. bei Schmerzen, am häufigsten angetroffen werden.

Werden wie hier in Abb. 54 aufgrund des *Thielemannschen Diagonalgesetzes* die Eckzähne 13 und 43 so abradiert, daß die Inzisalkanten fugenlos ineinander passen – dies wird als *Schloß-Schlüssel-Stellung* bezeichnet –, so ist eine rechtslaterale Spielstellung entstanden.

Neben dem Spielen oder öfteren Hin- und Herbewegen kann der Patient auch über längere Zeit pressen, was meist zu Schmerzen in der kontralateralen Muskulatur führen kann.

Beim Provokationstest nach *Krogh-Poulsen* wird dieses Pressen durch den Patienten bewußt ungefähr 20 Sekunden ausgeführt. Treten jetzt die als Gesichts- und/oder Kopfschmerzen geklagten Beschwerden auf, nennt man sie *Anspannungsschmerzen*. Nach diesen 20 Sekunden soll der Patient entspannen.

Treten jetzt die Schmerzen auf, nennt man sie *Entspannungsschmerzen*.

Somit können Zusammenhänge zwischen exzessiven Schliffacetten, Spielstellungen und den vom Patienten geklagten Beschwerden gefunden werden (LR im Untersuchungsbogen: lateral rechts: Provokationstest positiv).

Das ständige Pfeiferauchen z. B. führte bei diesem Patienten zu Schmerzen in der kontralateralen (rechten) Muskulatur. Durch den Provokationstest konnte der Zusammenhang hergestellt werden (Abb. 55).

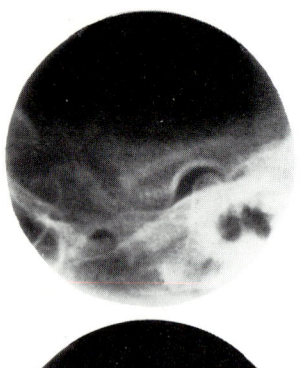

Abb. 56

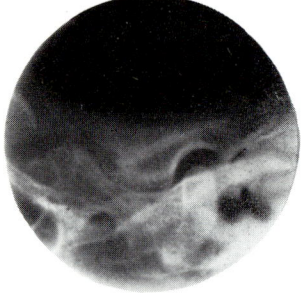

Abb. 57

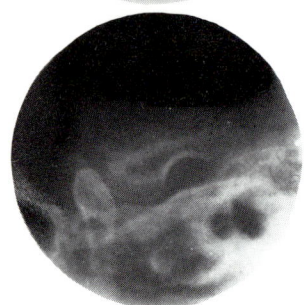

Abb. 58

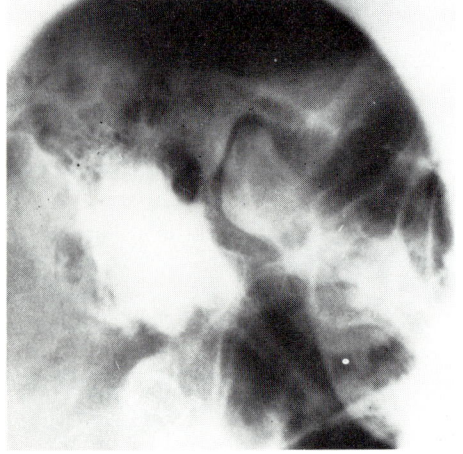

Abb. 59

14. Zeigen die Röntgenaufnahmen der Kiefergelenke Besonderheiten?

Röntgenaufnahmen als Summationsbilder in der Projektion nach *Schüller* (selten nach *Parma*) können mit Hilfe von Dental-Röntgengeräten hergestellt werden.
Die gewünschten Unterkieferpositionen sind festzulegen, um z. B. die Position des Kondylus zur Okklusion auswerten zu können.

Unterkieferpositionen:

● in der terminalen Kontaktposition,
● in der habituellen Interkuspidation (Abb. 56),
● in der Ruhelage (Abb. 57),
● in der Position des Kiefergelenkknackens,
● bei maximal geöffnetem Mund (Abb. 58),
● bei einer bestimmten Schneidekantendistanz (SKD).

Aus diesen Aufnahmen können *Informationen* gewonnen werden über:

1. Position des Kondylus,
2. Morphologie (Kompakta, Spongiosa),
3. Breite des Gelenkspaltes (Diskusdicke),
4. Gelenkgröße,
5. Pathologische Veränderungen (z. B. der knöchernen Anteile),
6. Bewegungskapazität (z. B. Maß der Translation).

Die Röntgenaufnahme (Abb. 59) in der habituellen Interkuspidation (Projektion nach *Schüller*) zeigt neben einer regelrechten Positionierung des Kondylus kranial eine Kompaktaunterbrechung oder eine sog. regressive Remodellierung des Kondylus.

Weitere Informationen werden im Kapitel Kiefergelenk-Radiologie gegeben (S. 163)

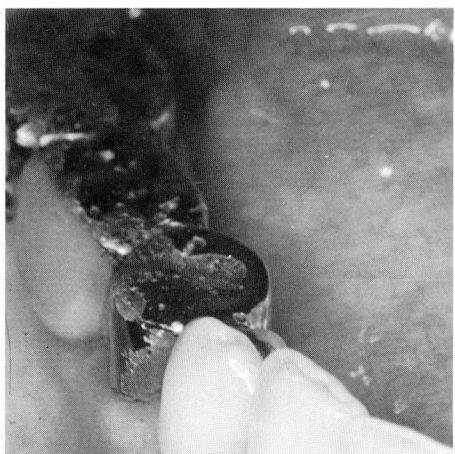

Abb. 60

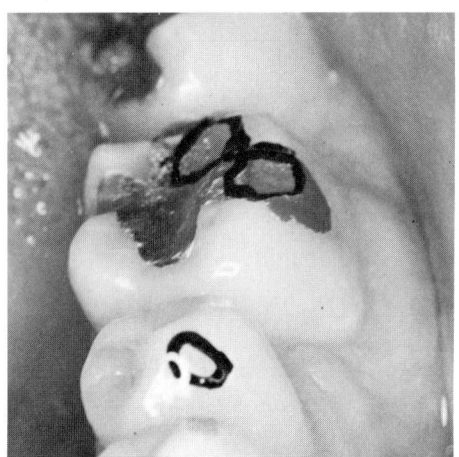

Abb. 61

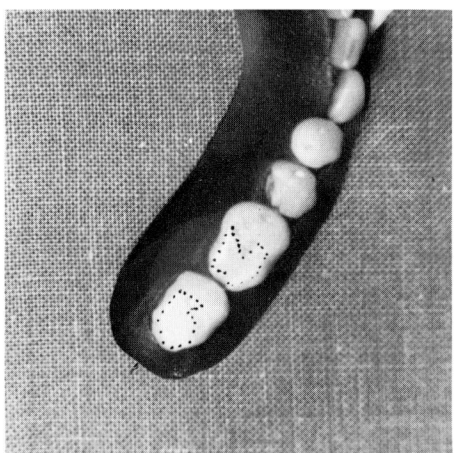

Abb. 62

Beispiele von klinisch objektivierbaren Befunden

(siehe zahnärztlich-funktioneller Untersuchungsbogen, Frage 15)

Während der Erhebung des klinischen Funktionsstatus können klinisch objektivierbare Zeichen beobachtet werden, die Hinweise auf Funktionsstörungen geben.

Schliffacetten
Großflächige Schliffacetten auf *Kronen* und *Brücken* (Abb. 60) verweisen auf Fehlkontakte infolge Hyperaktivität der Muskulatur.

Schliffacetten an bukkalen Zahnkonturen auf *Füllungen* (Abb. 61) weisen auf eine zu geringe Kronenflucht hin. Solche Kontakte verursachen dentale Spielstellungen. Dadurch kann der Zahn hoch sensibel werden.

Großflächige Schliffacetten auf *Zähnen totaler Prothesen* (Abb. 62) weisen auf ständiges Reiben hin.

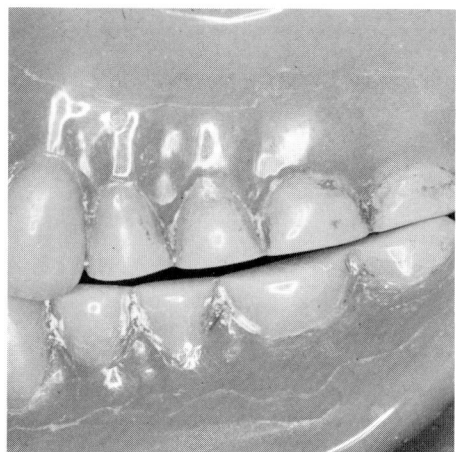

Abb. 63

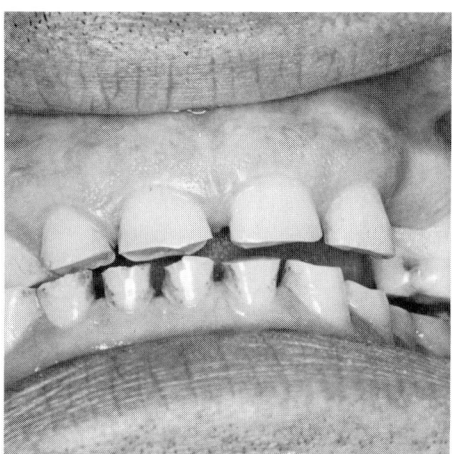

Abb. 64

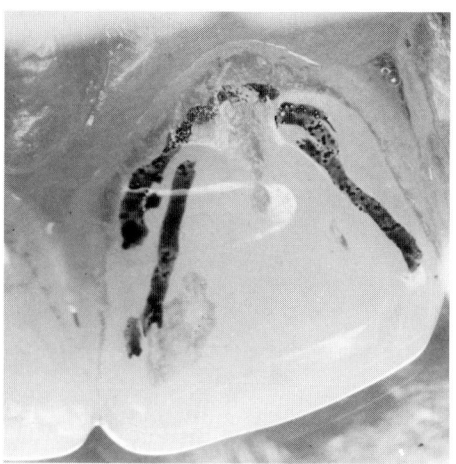

Abb. 65

Exzessive Attrition (Abrasion) *von Zähnen totaler Prothesen* (Abb. 63) führen zur posterioren Nonokklusion und Hyperaktivität der Elevatoren (z. B. M.masseter). Die posteriore vertikale Stützzone ist eingebrochen. Hierbei ist auf eine eventuelle Kompression im Kiefergelenk zu achten.

Exzessive Abrasionen im natürlichen Gebiß (Abb. 64) weisen auf eine anteriore dentale Spielstellung mit Protrusion des Unterkiefers und Ventrallage der Kondylen hin.

Großflächige *Abrasionsfacetten* an den *Palatinalkonturen* der *oberen Schneidezähne* (Abb. 65) lassen auf eine protrusive dentale Spielstellung schließen.

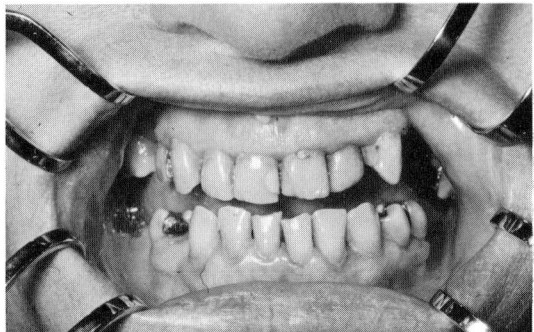

Abb. 66

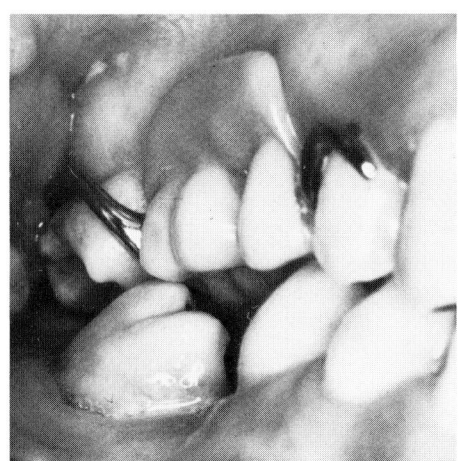

Abb. 67

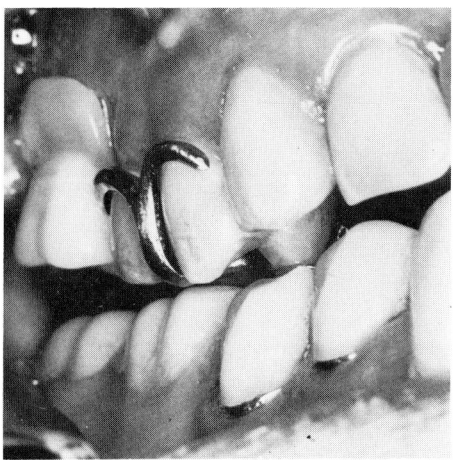

Abb. 68

Posteriore Nonokklusion
Nichtversorgung der *eingebrochenen posterioren vertikalen Stützzone* (Abb. 66) kann zur schmerzhaften Hyperaktivität bestimmter Muskeln, zu Kondylusverlagerung und zu parodontalen Problemen führen.

Gekippte, elongierte und gewanderte Molaren bilden aufgrund der Extraktion der Antagonisten und der Nachbarzähne Balanceinterferenzen mit Einbruch der posterioren vertikalen Stützzone (Abb. 67)
Aus diesen Extraktionen, besonders der 1. Molaren, resultieren objektivierbare Früh- und Spätfolgen für das stomatognathe System. Die Spätfolgen von Extraktionen können zu Funktionsstörungen, wie sie im Schema von *Heidelbach* wiedergegeben sind, oft erst nach ungefähr 15 Jahren führen (mandibulo-maxilläres System = stomatognathes System).

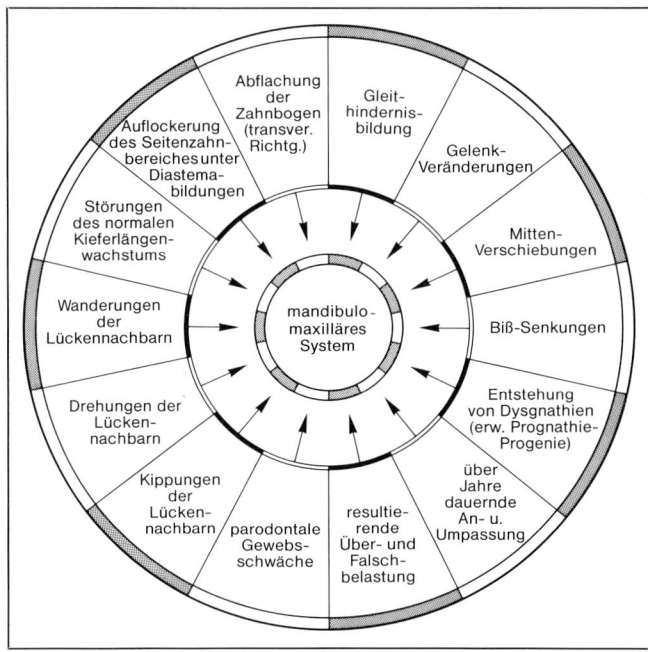

Unzureichende Versorgung der *posterioren vertikalen Stützzone* (Abb. 68) führt zu einer muskulären, kondylären (häufig Kompression) und parodontalen Insuffizienz.

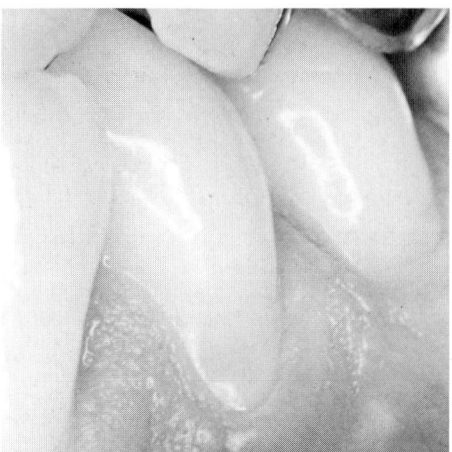

Abb. 69

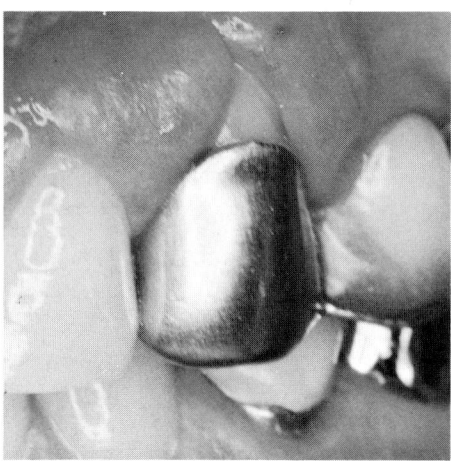

Abb. 70

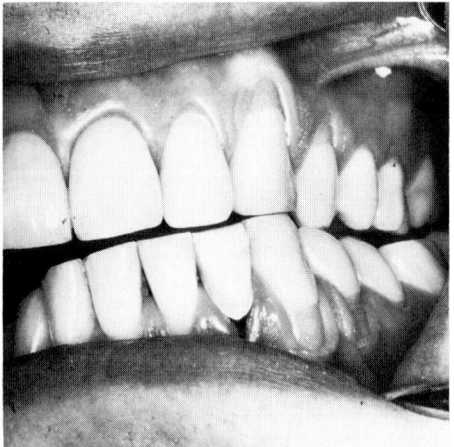

Abb. 71

Keilförmige Defekte und Dehiszenzen
Keilförmige Defekte, besonders in *bukkalen Zahnkonturen,* weisen auf Funktionsstörungen hin. Dieser Zahn (Abb. 69) erhält zu starke und anhaltende transversale Kräfte.

Stillmansche Spalte und *McCallsche Girlande* an Zahn 23 (Abb. 70) *kombiniert* oft mit *überempfindlichen Zahnhälsen* weisen auf Hyperokklusion (Suprakontakte) hin.

Multiple Gingivaretraktionen (Abb. 71) können hyperfunktioneller und/oder endogener Natur sein.

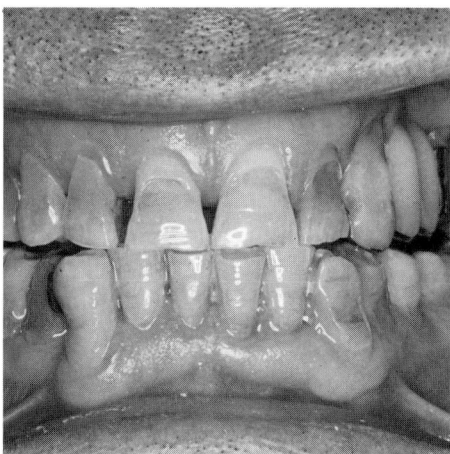

Abb. 72

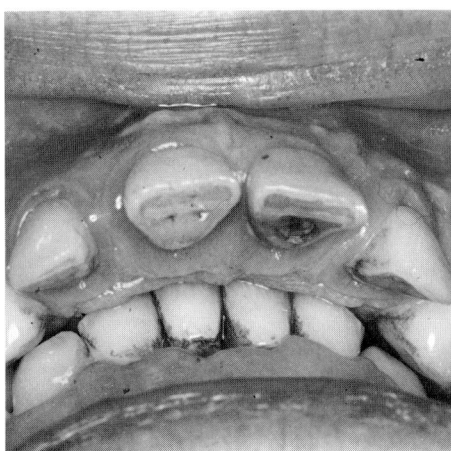

Abb. 73

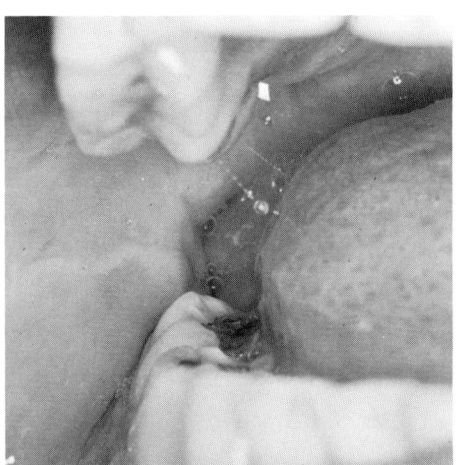

Abb. 74

Schmelzerosionen beim parodontal resistenten Gebiß (Abb. 72) können als funktionelle Störungen angesehen werden. Hier spielen Kräfte in vestibulo-oraler Richtung eine Rolle.

Wanderung, Elongation und *Auffächerung der Frontzähne,* besonders im Oberkiefer (Abb. 73), sind häufig zu beobachtende Zeichen bei Funktionsstörungen. Bei protrusiver Spielstellung oder durch ständiges Einziehen der unteren Lippe zwischen die oberen und unteren Frontzähne entstehen physiognomisch negative Zustände.

Myofunktionelle Störungen
Wangenimpressionen, Wangenleisten infolge ständigen Wangenbeißens als Folge orofazialer Dyskinesien (oral habits) oder motorischer Unarten (Abb. 74) fallen unter myofunktionelle Störungen. Diese Störungen können ebenfalls Beschwerden hervorrufen.

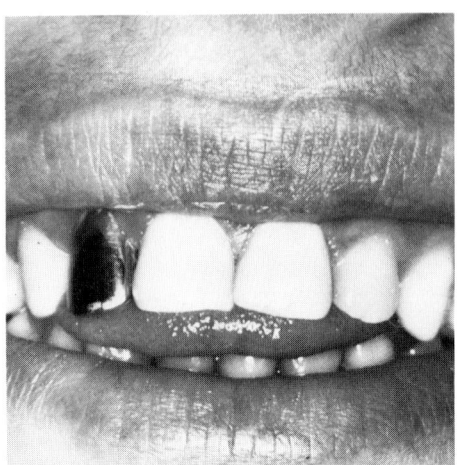

Abb. 75

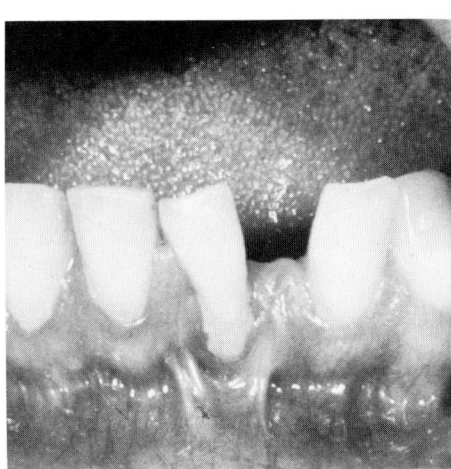

Abb. 76

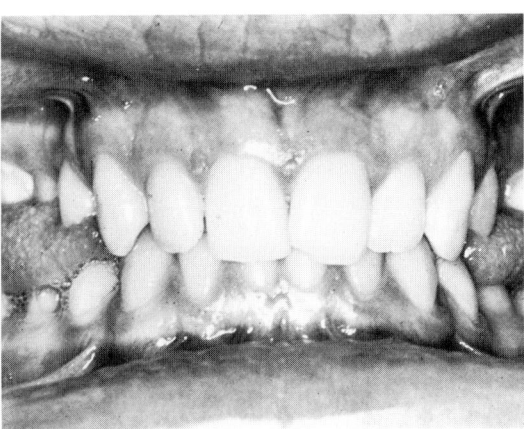

Abb. 77

Anterior vertikal offener Biß mit Mundatmung kombiniert. Beim Schlucken legt sich die Zunge nicht an den Gaumen, sondern drückt sich zwischen die Frontzähne (Abb. 75). Somit sind die Phonetik und der Peristaltikbeginn gestört.

Tritt aber diese Dysgnathie im bleibenden Gebiß auf, so ist auch an hormonelle Störungen (z.B. Geschlechtshormone, Schilddrüsenerkrankung) zu denken.

Eine *Wanderungslücke mit Protrusion* kann durch ständiges Spielen mit der Zunge an den unteren Frontzähnen und in der Lücke entstehen. Der ständige und mäßig starke Zungendruck vergrößert die Lücke (Abb. 76), häufig mit einem unphysiologischen Schlucken vergesellschaftet. Hierbei legt sich die Zungenspitze nicht hinter die oberen Frontzähne, sondern drückt gegen die unteren Frontzähne.

Lateral vertikal offener Biß. Beim Schlucken legt sich die Zunge nicht an den Gaumen, sondern drückt sich zwischen die Seitenzahnreihen (Abb. 77) und intrudiert die Seitenzähne.

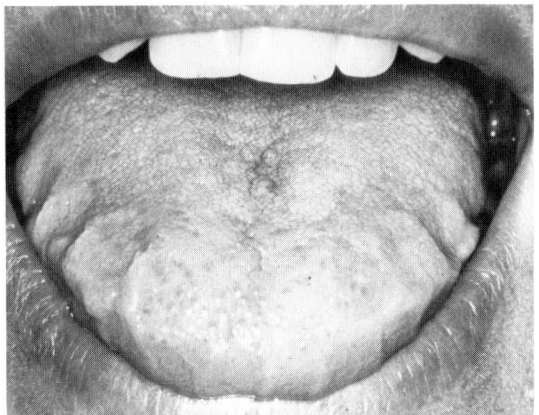

Abb. 78

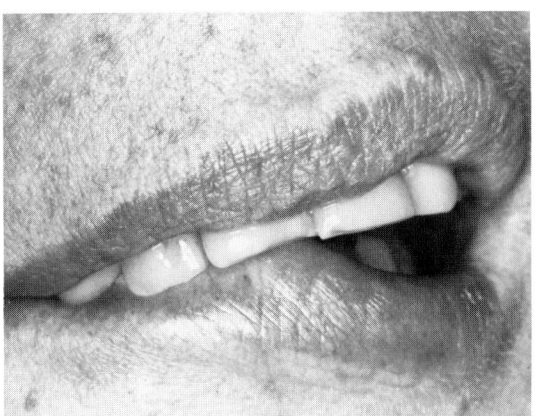

Abb. 79

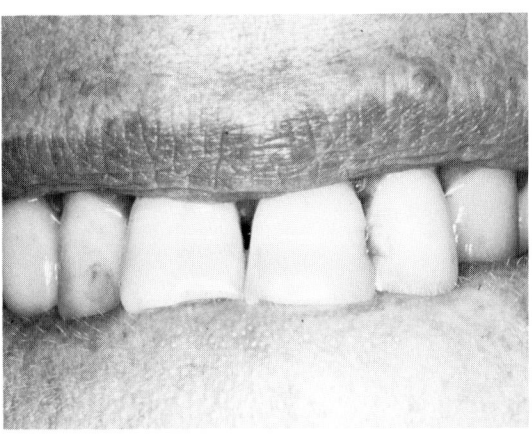

Abb. 80

Durch *ständiges Zungenpressen* gegen die Seitenzahnreihen oder durch häufiges Einschieben der Zunge zwischen die Zahnreihen mit Pressen entstehen girlandenförmige Zungenimpressionen oder eine sog. „Kaskadenzunge" (Abb. 78). Dies kann auch auf eine Schonhaltung des Unterkiefers hinweisen.

Diese frontolateral *exzentrische nondentale Spielstellung,* nämlich Lippenbeißen auf der rechten Unterlippe als motorische Unart, kann zu Funktionsstörungen führen (Abb. 79).

Ventral exzentrische nondentale Spielstellung als motorische Unart (Abb. 80). Hierbei wird die untere Lippe eingeklemmt. Auch dies kann zur Auffächerung der oberen Frontzähne führen.

Weitere motorische Unarten oder oral habits sind z. B.: Nägelknabbern, Kauen auf dem Bleistift oder Zahnstocher, Ansaugen der oberen Prothese oder Anheben und Spielen mit der unteren Prothese. Auch kann das häufige Spielen der Zungenspitze an scharfen oder rauhen Zahnpartien (z. B. ausgewaschene Frontzahnfüllung, Rauhigkeiten an den palatinalen Zahnkonturen der 2. Molaren) zu einer Myopathie, besonders der Mm. pterygoidei laterales, führen. Durch dieses Spielen erhöht sich auch oft die Mobilität des Zahnes, an dem gespielt wird.

Anamnese (s. Rückseite des zahnärztlich-funktionellen Untersuchungsbogens; S. 237)

Außer dem klinisch-funktionellen Befund ist mit dem Patienten ein anamnestisches Gespräch zu führen; ein Eindruck von seinen physischen, psychischen, charakterlichen, beruflichen und familiären Situationen wird gewonnen. *Fragen nach:*

Kopfschmerz, Migräne, Ohrschmerz, Zungenbrennen, Schluckbeschwerden, temporärer Schwerhörigkeit, allgemeinen und Systemerkrankungen, Verkrampfungen im Nackenbereich, Magenschmerzen, Unterleibsschmerzen, Menstruation, Obstipation, Medikamentengebrauch, Schlafstörungen, Unfall mit Kopfverletzungen, zahnärztlichen und medizinischen Behandlungen, Gesichtsschmerz, Operationen, Kuraufenthalten und über Art und Dauer des Schmerzes während der letzten 24 Stunden sowie seit Beginn der Schmerzperiode

sollten in dem anamnestischen Gespräch nicht fehlen. Manchmal können die entsprechenden Antworten mittels eines Fragebogens (s. Anhang) eingeholt werden. In den meisten Fällen ist es nützlich, das Gespräch in den ersten Behandlungssitzungen zu führen, um eine vertrauensvolle und damit tragende Basis für die weitere Behandlung zu erhalten.

In einigen wenigen Fällen müssen Befunde vom Facharzt (Hausarzt) eingeholt werden, hauptsächlich dann, wenn es sich um Patienten mit Systemerkrankungen handelt. Hierzu einige Beispiele: Erkrankungen des Nervensystems, Verdauungstrakterkrankungen, Herz-Kreislauferkrankungen, Allergien, Rheuma, Stoffwechselerkrankungen und psychische Erkrankungen.

Hier endet der klinische Funktionsstatus.

Schrifttum

Engelhardt, P.: Der klinische Funktionsstatus. Zahnärztl. Mitt. 75, 420 (1985).

Garliner, D.: Myofunctional Therapy in dental practice. Bartel Dental Book Co., Brooklyn 1971.

Hedegård, B. und *H. Landt:* Funktionelle Gebißanalyse aus skandinavischer Sicht. Dtsch. Zahnärztl. Z. 26, 114 (1971).

Hupfauf, L.: Okklusions- und Artikulationsdiagnostik in der prothetischen Zahnheilkunde. In: Praxis der Zahnheilkunde. Urban & Schwarzenberg, München 1977.

Krogh-Poulsen, W.: Form und Funktion im stomatognathen System. In: Praxis der Zahnheilkunde. Urban & Schwarzenberg Verlag, München 1981.

Mahan, P. E., T. M. Wilkinson, Ch. H. Gibbs, A. Mauderli and *L. S. Brannon:* Superior and inferior bellies of the lateral pterygoid muscle EMG activity at basic jaw positions. J. Prosth. Dent. 50, 710 (1983).

Palla, S.: Eine experimentelle Untersuchung über den Resilienztest für die Kiefergelenke. Med. Habilschrift, Zürich 1977.

Pöllmann, L.: Myoarthropathien. Hüthig Verlag, Heidelberg 1983.

Schimek, J. J.: Myofazialer Schmerz als Leitsymptom des Kiefergelenk-Dysfunktions-Schmerzsyndroms – eine klinisch-experimentelle Studie. Schweiz. Mschr. Zahnmed. 94, 801 (1984).

Schulte, W.: Die exzentrische Okklusion. Quintessenz Verlag, Berlin 1983.

Travell, J.: Myofascial Pain and Dysfunction. The Trigger Point Manual. Williams & Wilkins, Baltimore 1984.

Zwei kasuistische Beispiele

Der klinische Funktionsstatus zweier Patientinnen wird im folgenden wiedergegeben.

Patientin A: (siehe zahnärztlich-funktioneller Untersuchungsbogen; Seite 75)

1. Öffnet die Patientin den Mund genügend weit?
   Die SKD beträgt 44 mm, der Überbiß 3 mm. **ja**
2. Öffnet die Patientin den Mund gerade und gleichmäßig? **ja**
3. Ist die Ruhelage akzeptabel? **ja**
4. Ist die Palpation der Muskeln und Kiefergelenke schmerzhaft? **ja**
   M.masseter, pars superf. links, rechter und linker M.temporalis, pars anterior und pars medialis und das linke Kiefergelenk sind druckschmerzhaft.
5. Sind die Gelenkgeräusche abnorm? **nein**
6. Sind Okklusionsnebengeräusche vorhanden? **nein**
7. Ist das Führen des Unterkiefers in die terminale Scharnierachsenposition schmerzhaft? **nein**
8. Gleitet der Unterkiefer aus der terminalen Kontaktposition (TKP) in die habituelle Interkuspidation symmetrisch und ventral? **ja**
9. Gleitet der Unterkiefer mehr als 1 mm ventral (Differenz TKP:IOP)? **nein**
10. Okklusionsstatus: Besteht eine Non- oder Hyperokklusion? **ja**
    Nonokklusion in der linken posterioren Stützzone (Abb. 81).
11. Bestehen Balancekontakte oder Balanceinterferenzen? **nein**
12. Besteht eine Kompression oder Distraktion im Kiefergelenk? **ja**
    linkes Kiefergelenk komprimiert.
13. Lassen sich Schmerzen in der Spielstellung provozieren? **ja**
    beim Pressen in der habituellen Interkuspidation entstehen Schmerzen an der linken Wange (Abb. 82) **und links über dem Ohr.**
14. Zeigen die Röntgenaufnahmen der Kiefergelenke Besonderheiten? **nein**

Die Beantwortung der Fragen 4., 10., 12. und 13. mit *ja* weist auf einen pathologischen Zustand hin, somit ist die Patientin funktionell krank.

Diagnose: Die linke posteriore Nonokklusion ist die Ursache für die Funktionsstörung oder die Myoarthropathie.

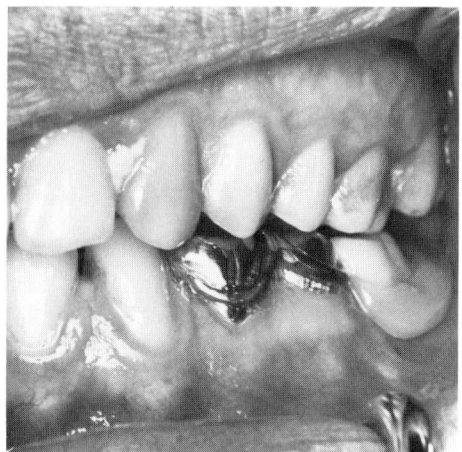

Abb. 81

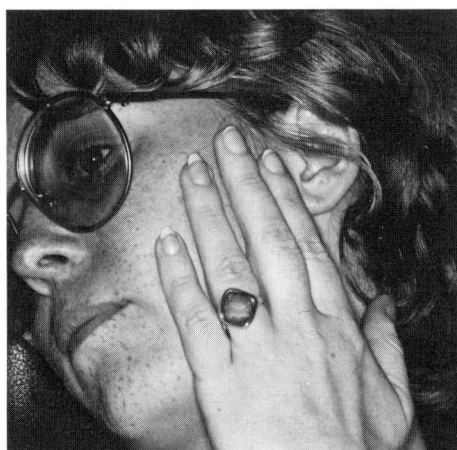

Abb. 82

Zahnärztlich funktioneller
UNTERSUCHUNGSBOGEN
Datum _28.8.1986_

Name _Patientin A_ Vorname _____ stat. _____

Krankenkasse _____ geb. _____ amb. _____

Adresse _____

KLINISCHER FUNKTIONSSTATUS

1. SKD _44+3_ mm _____ mm _____ mm   **2. Öffnen und Schließen**

3. Ruhel. _oB_ mm

Deviation (init., intermed., term.)

4. Palpation

	Datum	28.8.						
		re	li	re	li	re	li	
M. masseter			X					
M. temporalis p. ant.		X	X					
p. med.		X	X					
p. post.								
M. trapezius								
M. sternocleidomastoid.								
M. digastricus v. post.								
v. ant.								
M. pterygoideus med.								
Kiefergelenk			X					
Temporalissehne								
M. pterygoideus lat.								
Suprahyoidale M.								

28.8.   re IOP li   re IOP li   re IOP li

5. Gelenkgeräusche   re li   re li   re li

Krepitation (Reiben)   ◯ ◯   ◯ ◯   ◯ ◯

Knacken   ◯ ◯   ◯ ◯   ◯ ◯

6. Okklusionsnebengeräusche   ja ◯   nein ⊗

7. Einnehmen der TSP schmerzhaft?   ja ◯   nein ⊗

8. Gleiten von TKP — IOP symmetrisch   ja ⊗   nein ◯   asymmetrisch   ja ◯ nein ◯

9. Differenz TKP : IOP   ja ◯   nein ⊗   Frühkont. ———|———

>1 mm   ja ◯   nein ⊗

10. Besteht eine Non- od. Hyperokklusion?   li ⊗   re ◯   post ⊗ ant ◯

11. Unterkiefermobilität   **Balance-Interferenzen**   Protrusion (_____ mm)   (P)

IOP

keine

18 17 16 15 14 13 12 11	21 22 23 24 25 26 27 28
48 47 46 45 44 43 42 41	31 32 33 34 35 36 37 38

Seitbißbewegung nach rechts (_____ mm) (LR)

re lat.   li lat.

Arbeitsseite AS

18 17 16 15 14 13 12 11	21 22 23 24 25 26 27 28
48 47 46 45 44 43 42 41	31 32 33 34 35 36 37 38

BS   _Balanceseite_

Seitbißbewegung nach links (_____ mm) (LL)

BS

18 17 16 15 14 13 12 11	21 22 23 24 25 26 27 28
48 47 46 45 44 43 42 41	31 32 33 34 35 36 37 38

AS

12. Gelenkresilienz

	R	L
<0,3		X
0,3—0,9	X	
>0,9		

13. Provokationstest in IOP ⊗   P ◯   LR ◯   LL ◯

14. Zeigen Kiefergelenk-Röntgenaufn. (Schüller) Besonderheiten?   ja ◯   nein ⊗

15. Hinweise auf: Knirschen ◯   Pressen ⊗   Impressionen ◯

Patientin B: (siehe zahnärztlich-funktioneller Untersuchungsbogen; Seite 78)

1. Öffnet die Patientin den Mund genügend weit? **ja**
   Die SKD beträgt 37 mm, der Überbiß 4 mm.
2. Öffnet die Patientin den Mund gerade und gleichmäßig? **nein**
   beim Öffnen zeigt sich eine Deviation intermediär nach links.
3. Ist die Ruhelage akzeptabel? **ja**
4. Ist die Palpation der Muskeln und Kiefergelenke schmerzhaft? **ja**
   **M.masseter pars profunda links und M.pterygoideus lateralis links sind druck-
   schmerzhaft.**
5. Sind die Gelenkgeräusche abnorm? **ja**
   Knacken intermediär im linken Kiefergelenk.
6. Sind Okklusionsnebengeräusche vorhanden? **nein**
7. Ist das Führen des Unterkiefers in die terminale Scharnierachsenposition
   schmerzhaft? **nein**
8. Gleitet der Unterkiefer aus der terminalen Kontaktposition (TKP) in die habituelle
   Interkuspidation gerade und ventral? **nein**
   nach links und ventral.
9. Gleitet der Unterkiefer mehr als 1 mm ventral (Differenz TKP:IOP)? **ja**
   der Unterkiefer gleitet rechts 2 mm ventral und links 1 mm ventral.
10. Okklusionsstatus: Besteht eine Non- oder Hyperokklusion? **ja**
    Hyperokklusion zwischen den Zähnen 27 und 38.
11. Bestehen Balancekontakte oder Balanceinterferenzen? **ja**
    **bei der rechten Laterotrusion ergibt sich eine Balanceinterferenz zwischen den
    Zähnen 27 und 38** (Abb. 83), **wobei der Zahn 38 schmerzhaft ist.**
12. Besteht eine Kompression oder Distraktion im Kiefergelenk? **ja**
    linkes Kiefergelenk distrahiert.
13. Lassen sich Schmerzen in der Spielstellung provozieren? **ja**
    beim Pressen in der rechtslateralen Spielstellung (Schliffacetten am Zahn 13
    und 43; Abb. 84) **zeigen sich stichartige Schmerzen unterhalb des linken Kiefer-
    gelenkes** (Abb. 85).
14. Zeigen die Röntgenaufnahmen der Kiefergelenke Besonderheiten? **ja**
    Ventrallage beider Kondylen.

Die Beantwortung der Fragen 2., 4., 5., 8., 9., 10. bis 14. mit nein bzw. ja weist auf
einen pathologischen Zustand hin, somit ist die Patientin funktionell krank.
Diagnose: Funktionsstörung aufgrund des Frühkontaktes und der Balanceinterferenz.

Abb. 83

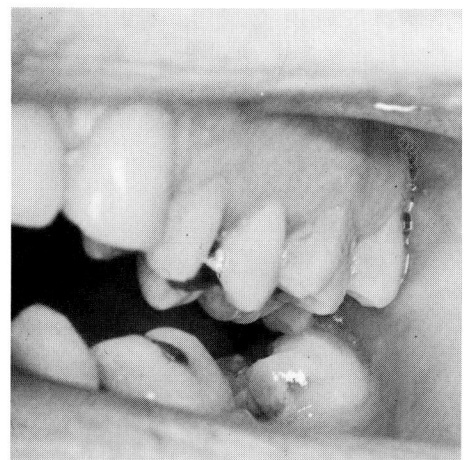

Abb. 84

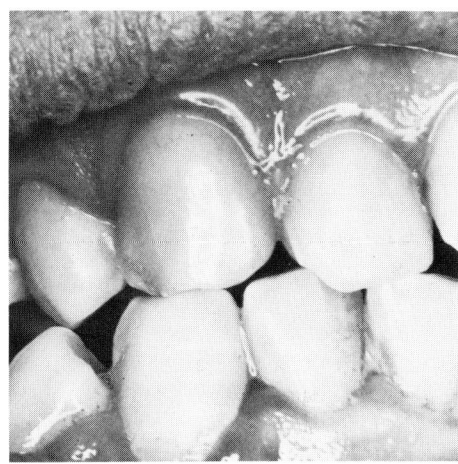

Abb. 85

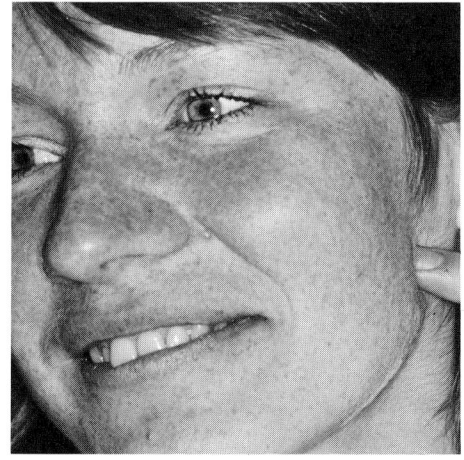

Zahnärztlich funktioneller
UNTERSUCHUNGSBOGEN

Datum ___26.7.1986___

Name ___Patientin B___ Vorname _____ stat. _____

Krankenkasse _____ geb. _____ amb. _____

Adresse _____

KLINISCHER FUNKTIONSSTATUS

1. SKD ___37+4___ mm _____ mm _____ mm

2. Öffnen und Schließen

3. Ruhel. __oB__ mm

Deviation (init., intermed., term.)

4. Palpation

	Datum 26.7.						
	re	li	re	li	re	li
M. masseter		X				
M. temporalis p. ant.						
p. med.						
p. post.						
M. trapezius						
M. sternocleidomastoid.						
M. digastricus v. post.						
v. ant.						
M. pterygoideus med.						
Kiefergelenk						
Temporalissehne						
M. pterygoideus lat.		X				
Suprahyoidale M.						

26.7.

5. Gelenkgeräusche re li re li re li

Krepitation (Reiben) ◯ ◯ ◯ ◯ ◯ ◯

Knacken ◯ (X) ◯ ◯ ◯ ◯

6. Okklusionsnebengeräusche ja ◯ nein (X)

7. Einnehmen der TSP schmerzhaft? ja ◯ nein (X)

8. Gleiten von TKP — IOP symmetrisch ja ◯ nein ◯ asymmetrisch li ja (x) nein ◯

9. Differenz TKP : IOP ja (x) nein ◯ Frühkont. ——|——

>1 mm ja (x) nein ◯

10. Besteht eine Non- od. Hyperokklusion? li ◯ re ◯ post (X) ant ◯

11. Unterkiefermobilität
IOP

re lat. ⟍⟋ li lat.

P

Balance-Interferenzen Protrusion (_____ mm) (P)

| 18 17 16 15 14 13 12 11 | 21 22 23 24 25 26 27 28 |
| 48 47 46 45 44 43 42 41 | 31 32 33 34 35 36 37 38 |

Seitbißbewegung nach rechts (_5_ mm) (LR)

AS
| 18 17 16 15 14 13 12 11 | 21 22 23 24 25 26 27 28 |
| 48 47 46 45 44 43 42 41 | 31 32 33 34 35 36 37 38 |
BS

Seitbißbewegung nach links (_____ mm) (LL)

BS
| 18 17 16 15 14 13 12 11 | 21 22 23 24 25 26 27 28 |
| 48 47 46 45 44 43 42 41 | 31 32 33 34 35 36 37 38 |
AS

12. Gelenkresilienz

	R	L
<0,3		
0,3—0,9	X	
>0,9		x

13. Provokationstest in IOP ◯ P ◯ LR (X) LL ◯

14. Zeigen Kiefergelenk-Röntgenaufn. (Schüller) Besonderheiten? ja (X) nein ◯

15. Hinweise auf: Knirschen (X) Pressen ◯ Impressionen ◯

1.2 Okklusion

Um die Fragen 8 bis 12 des klinischen Funktionsstatus (siehe S. 14, 15) beantworten zu können, sind einige Grundsätze der Okklusionslehre zu erläutern.

Aufgabe des Zahnarztes ist es, eine physiologische Okklusion zu erreichen, d. h. den „Rezeptor" Zahn und das stomatognathe System so zu behandeln, daß es in den umgebenden Strukturen iatrogen zu keinen pathologischen Reaktionen kommt, weder kurzfristig noch langfristig.

Der Nomenklatur zufolge wird Okklusion als jeder Kontakt zwischen Oberkiefer- und Unterkieferzähnen bezeichnet. Diese Definition entspricht somit nicht mehr der früheren Nomenklatur, in welcher „Okklusion" die Zahnkontakte in der Statik, „Artikulation" dagegen die Zahnkontakte in der Dynamik bedeuten. Im folgenden wird Okklusion als *jeder* Kontakt zwischen Oberkiefer- und Unterkieferzähnen, sowohl in der Statik als auch in der Dynamik, bezeichnet.

Ziel ist, das okklusale Relief der Zähne in Harmonie zu bringen mit der Funktion des gesamten stomatognathen Systems. Gleichzeitig sollen sich die Kondylen in ihrer physiologischen Position und die Muskeln in ihrem physiologischen Tonus befinden.

Die Wiederherstellung des okklusalen Reliefs und der physiologischen Kontakte zwischen Ober- und Unterkieferzähnen ist die wichtigste Forderung, besonders in der restaurativen Zahnheilkunde.

Im folgenden sollen wesentliche Punkte der Form des okklusalen Reliefs und die Voraussetzungen für eine *physiologische Okklusion* behandelt werden.

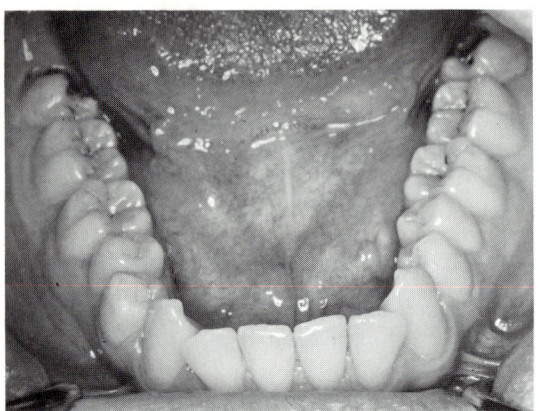

Abb. 86

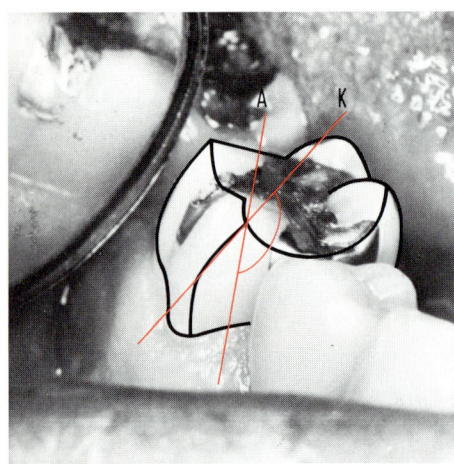

Abb. 87

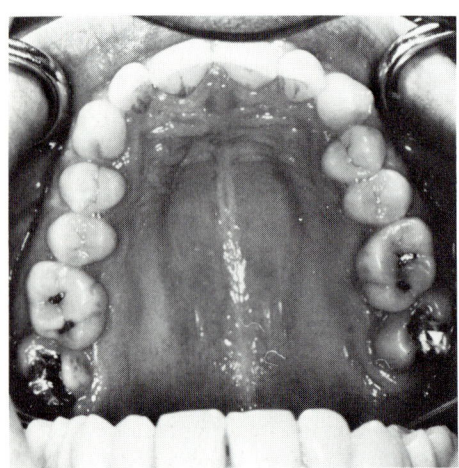

Abb. 88

1.2.1 Morphologie der Zähne

Die Beachtung der folgenden funktionellen Merkmale der *Kronenform* kann die Rehabilitation des stomatognathen Systems erleichtern.

- Krümmungsmerkmal,
- Kronenflucht, „okklusaler Tisch",
- Approximalkontakt,
- Okklusales Relief.

1.2.1.1 Krümmungsmerkmal

Wird ein Zahn in der Aufsicht betrachtet, so fällt auf, daß die Approximalkontur mesial stärker gekrümmt in die Bukkalkontur übergeht als distal. Als einzige Ausnahme ist das Krümmungsmerkmal bei den oberen Prämolaren meist umgekehrt, d. h. distal ist die stärkere Krümmung. In Abb. 86 erkennt man das Krümmungsmerkmal besonders für die unteren und in Abb. 88 für die oberen Seitenzähne. Die Anordnung der Höcker und die Gestaltung des Approximalraumes sind im Zusammenhang mit dem Krümmungsmerkmal zu sehen.

1.2.1.2 Kronenflucht

Die Kronen der unteren Seitenzähne sind nach lingual geneigt, wodurch bukkal die Kronenflucht (K) entsteht. Die Längsachse der Krone bildet mit der Längsachse der Wurzel (A) einen stumpfen Winkel (Abb. 87).

Die Kronen der oberen Seitenzähne, insbesondere der Molaren, sind nach bukkal geneigt. Sie weisen dadurch palatinal (lingual) eine Kronenflucht auf (Abb. 88).

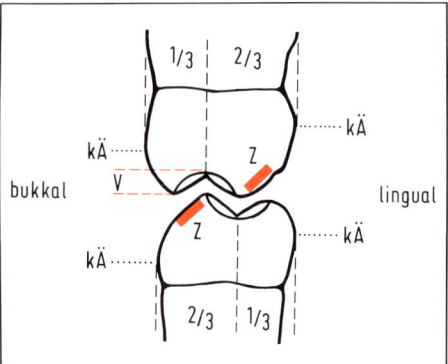

Abb. 89

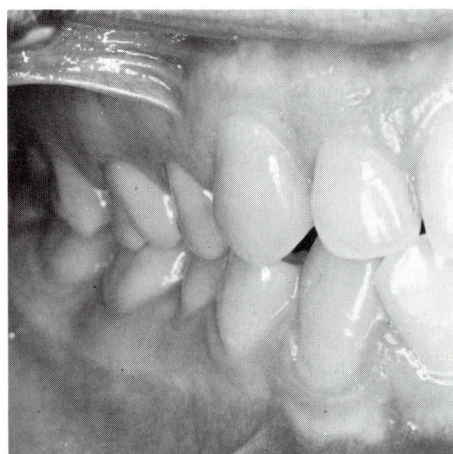

Abb. 90

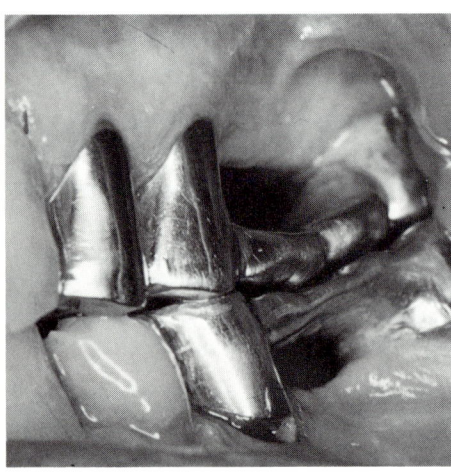

Abb. 91

Durch diese Kronenflucht ergibt sich, von approximal gesehen, folgendes Größenverhältnis.

Oberkiefer: ⅓ der Zahnbreite befindet sich zwischen dem klinischen Äquator (kÄ) bukkal und der zentralen Fissur, ⅔ der Zahnbreite befinden sich zwischen der zentralen Fissur und dem klinischen Äquator lingual.

Unterkiefer: ⅔ der Zahnbreite befinden sich zwischen dem klinischen Äquator bukkal und der zentralen Fissur, ⅓ der Zahnbreite befindet sich zwischen der zentralen Fissur und dem klinischen Äquator lingual.

Weiterhin ergeben sich durch diese Kronenflucht meist kontaktfreie Zonen (Z) während der Okklusion. Der vertikale Überbiß (V) der oberen bukkalen Höcker schützt die Wange vor dem Einklemmen während der Okklusion (Abb. 89) und leitet den Speisebolus ab.

Diese Kronen zeigen, daß ein vertikaler Überbiß der oberen bukkalen Höcker von der Kronenflucht der unteren Zähne abhängig ist; neben der dadurch erzielten besseren Mastikation wird die Wange vor Einklemmungen bewahrt (Abb. 90).

Diese Brücken machen deutlich, daß das Fehlen eines vertikalen Überbisses der oberen bukkalen Höcker in der mangelnden Kronenflucht der unteren bukkalen Höcker begründet liegt. Dadurch fehlt auch die kontaktfreie Zone, und das Zerkleinern der Nahrung ist erschwert. Fehlt zudem noch die Eckzahnführung auf der rechten Seite, kann Knirschen während der Leermastikation die Folge sein (Abb. 91).

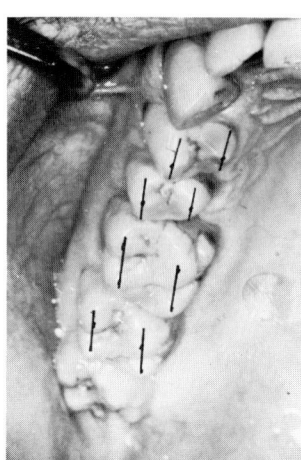

Abb. 92

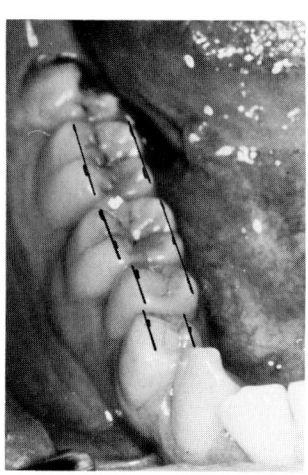

Abb. 93

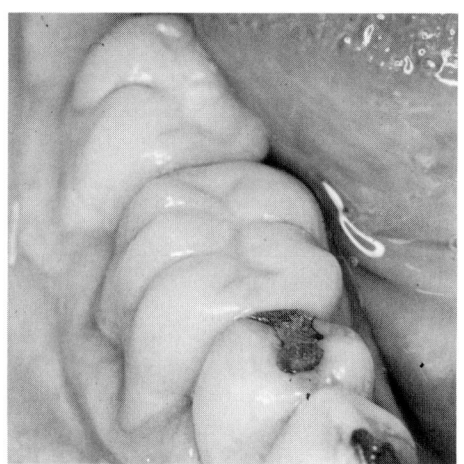

Abb. 94

„Okklusaler Tisch"

Werden vom ersten Prämolaren bis zum zweiten Molaren die bukkalen Höcker und die lingualen (palatinalen) Höcker durch eine Linie verbunden, so ergibt sich der „okklusale Tisch" = transversale Breite (Abb. 92, 93).

● Die transversale Breite zwischen beiden Linien ist bei Prämolaren und bei Molaren nahezu gleich groß.

● Die transversale Breite zwischen beiden Linien beträgt etwa die Hälfte der Zahnbreite, d. h. die Hälfte des transversalen Abstandes, gemessen am klinischen Äquator der Zahnkrone.

Diese Molarenkronen (Abb. 94) weisen keine Kronenflucht auf. Folge ist, daß

● die bukkale Kontur unphysiologisch ist,
● der „okklusale Tisch" zu breit ist,
● der vertikale Überbiß der oberen bukkalen Höcker reduziert ist,
● die kontaktfreie Zone fehlt und
● dem Knirschen, bzw. dem Bruxismus, Vorschub geleistet wird.

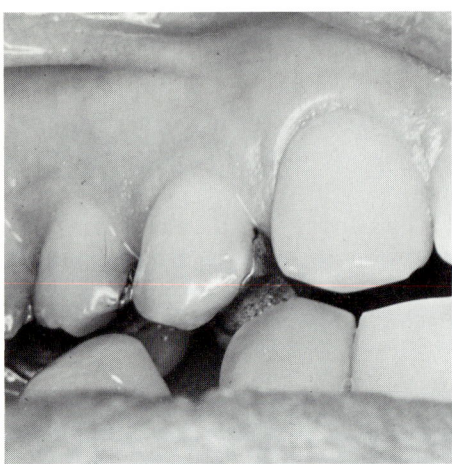

Abb. 95

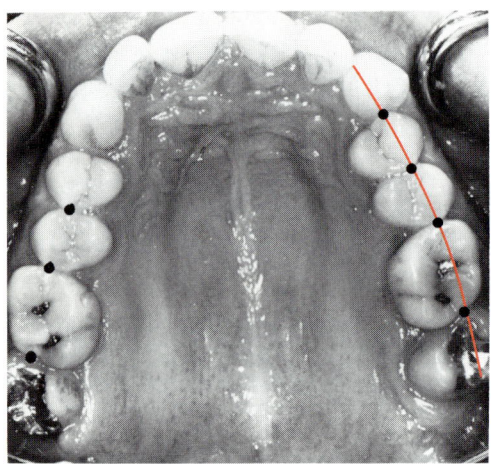

Abb. 96

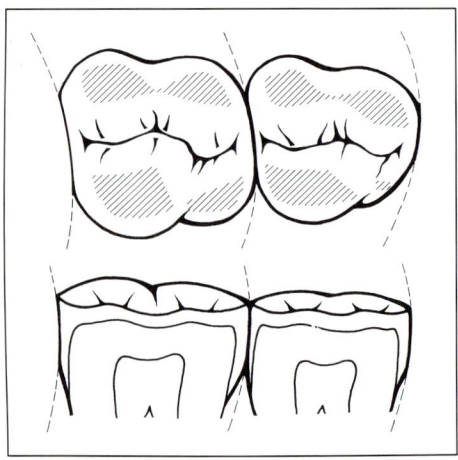

Abb. 97

1.2.1.3 Approximalkontakt

Der Interdentalraum ist ein Gebiet, das mesial und distal von den *Approximalkonturen* zweier benachbarter Zähne, okklusal durch den *Approximalkontakt,* vestibulär und oral durch die *Papille* und zervikal durch das *Kollum der interproximalen Gingiva* begrenzt wird. Durch diese Gegebenheiten ist die Fließgeschwindigkeit des Speichels ausreichend groß, um die natürliche, selbsttätige Reinigung der Zahnkonturen und des Interdentalraumes zu gewährleisten (Abb. 95).

Die mesialen und distalen Konturen *jugendlicher* Zähne sind aufgrund ihres Krümmungsmerkmales mehr abgerundet, ihr Approximalkontakt ist nahezu punktförmig. Die Kontakte liegen im oberen (okklusalwärts) und bukkalen Drittel der oberen Zähne (Abb. 96), im Unterkiefer mehr in der Nähe der zentralen Fissur.

Werden diese Approximalkontakte miteinander verbunden, so entsteht eine gebogene Linie, die als *Wirkungslinie* bezeichnet wird. Sind im Ober- und Unterkiefer diese Wirkungslinien vorhanden, ist das Gebiß eigenstabil.

Bei gesunden *älteren* Gebissen können die aufgrund des Schwundes des Parodonts vergrößerten Interdentalräume durch Approximalabrasion wieder reduziert werden (Abb. 97); der Schwund verläuft parallel zur Abrasion. Aus den punktförmigen Approximalkontakten entstehen *sphärische Kontaktzonen.* Hierbei wird die distale Kontur der Zähne konvex und die mesiale konkav abradiert. Da die Zähne gleichzeitig nach lingual und distal wandern, bleiben die sphärischen Kontaktzonen erhalten. Insgesamt resultiert daraus eine Verkleinerung des Ober- und Unterkiefers. Speiseimpaktionen werden vermieden, die Fließgeschwindigkeit des Speichels bleibt erhalten, das Gebiß bleibt eigenstabil.

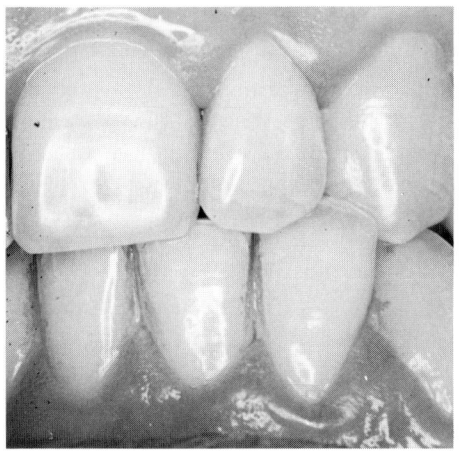

Abb. 98

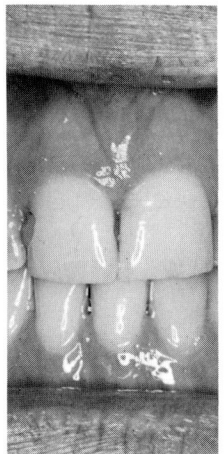 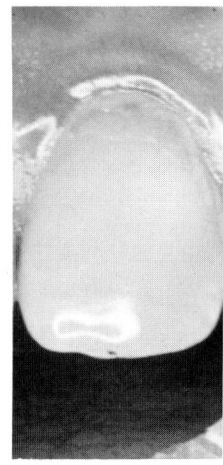

Abb. 99

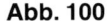

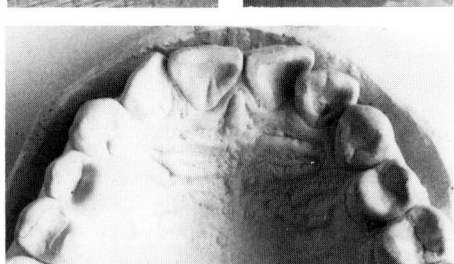

Abb. 100

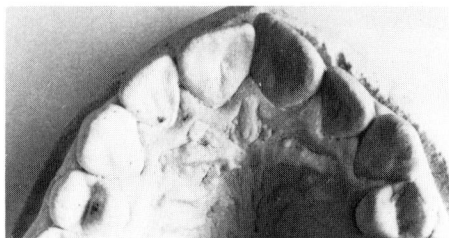

1.2.1.4 Okklusales Relief

● *Morphologie und Topographie der Frontzähne*

Morphologische und topographische Varianten haben Einfluß auf das funktionelle Geschehen, auf die Physiognomie und die Ästhetik. Bei diesen Formvarianten findet man eine hohe Übereinstimmung zwischen der rechten und linken Kieferhälfte.

Die Labialansicht (Abb. 98) zeigt nicht nur die Formvarianten der einzelnen Frontzähne, sondern auch ihre Stellungsvarianten. Bei den Frontzähnen sind die meisten Formvarianten anzutreffen, und zwar läßt in Abb. 98

der Zahn 21 die Formvariante B,
der Zahn 22 die Formvariante C,
der Zahn 23 die Formvariante A_2,
der Zahn 31 die Formvariante B,
der Zahn 32 die Formvariante B und
der Zahn 33 die Formvariante A_1
erkennen.

Abbildung 99 links zeigt für die mittleren oberen Inzisivi die Formvariante D, Abbildung 99 rechts zeigt für den seitlichen oberen Inzisivus die Formvariante A.

Die Formvarianten weisen verschiedene Zahnbreiten auf, wie von der Bestimmung der Summe der Inzisivi (SI) in der Kieferorthopädie her bekannt ist. Somit ergeben sich immer verschiedene Werte der SI im Ober- und Unterkiefer, was zu funktionellen Problemen führen kann.

Auch diese Lingualansichten (Abb. 100) zeigen die Formvarianten der einzelnen Frontzähne und ihre Stellungsvarianten.

Die Betrachtung der palatinalen (lingualen) Konturen läßt erkennen, daß die Form des Zahnes sowie Art und Stärke der Schmelzleisten variieren, was die okklusalen Kontakte beeinflussen kann. *Wichtig:* die Inzisalkante steht über der Kronenpulpa.

Die topographische Betrachtung zeigt, daß die okklusalen Kontakte während der Protrusion und Laterotrusion aufgrund der Stellungsvarianten der Zähne verschieden sein können.

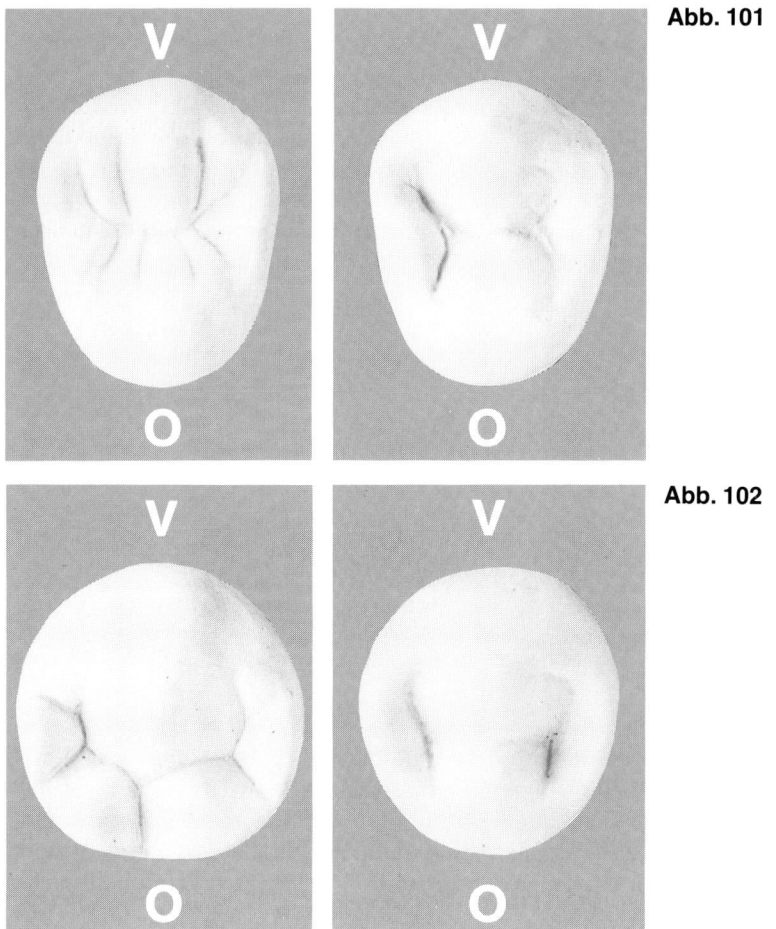

Abb. 101

Abb. 102

● *Morphologie und Topographie der Seitenzähne*

Morphologische und topographische Varianten haben Einfluß auf die okklusalen Kontakte und auf das funktionelle Geschehen. Diese Ansichten des okklusalen Reliefs (Abb. 101) zeigen nicht nur die Formvarianten, sondern auch die verschiedene Größe der Seitenzähne in sagittaler und transversaler Richtung.

Bei den Prämolaren sind vier Formvarianten anzutreffen. Die Abbildung links zeigt die Formvariante A, die Abbildung rechts die Variante B des oberen 2. Prämolaren (V = vestibulär, O = oral).

Abbildung 102 links zeigt die Formvariante B, rechts die Variante C des unteren 2. Prämolaren.

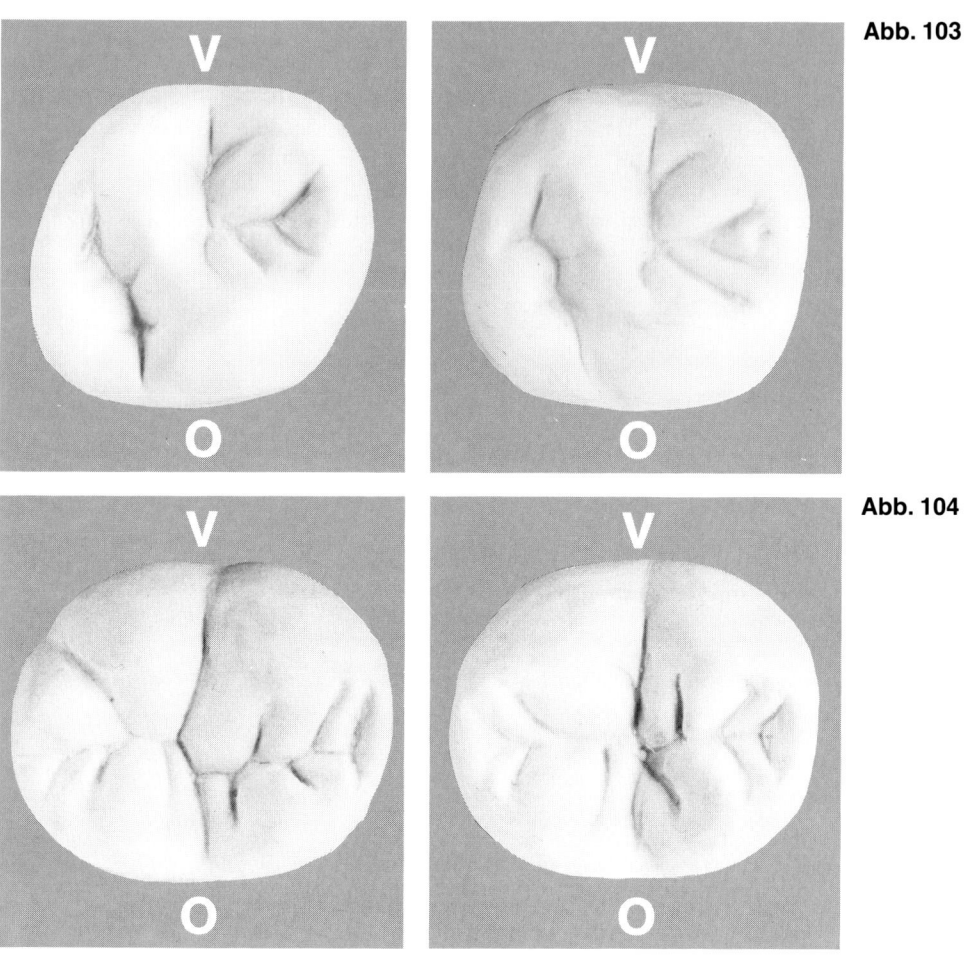

Abb. 103

Abb. 104

Bei den ersten Molaren sind drei und bei den zweiten Molaren meist zwei Formvarianten anzutreffen.

Die Abbildung 103 links zeigt die Formvariante A, rechts die Variante B des oberen 1. Molaren.

Die Abbildung 104 links zeigt die Formvariante B, rechts die Variante C des unteren 1. Molaren.

In keinem menschlichen Gebiß findet man nur *eine* Formvariante. Form und Größe der Zähne sind, erblich bedingt, unterschiedlich in ein und demselben Gebiß! Daher sind okklusales Relief wie auch die mesio-distale sowie bukko-linguale Abmessung von Zahn zu Zahn verschieden, mit weitgehender Übereinstimmung aber zwischen der rechten und linken Kieferhälfte.

Diese Unstimmigkeiten im okklusalen Relief führen zu einem minimalen Gleiten aus der terminalen Kontaktposition in die habituelle Interkuspidation bis zu 1 mm. Somit ist auch die Freiheit in der Okklusion oder „freedom in centric" natürlich.

Besonders bei Rekonstruktionen ist zu bedenken, daß die in der „Aufwachstechnik" hergestellten okklusalen Reliefs nur schematisierte Nachahmungen einer natürlichen Form sein können; sie müssen dann den natürlichen funktionellen Verhältnissen angepaßt werden.

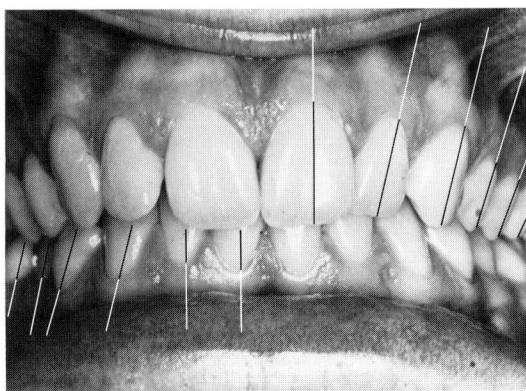

Abb. 105

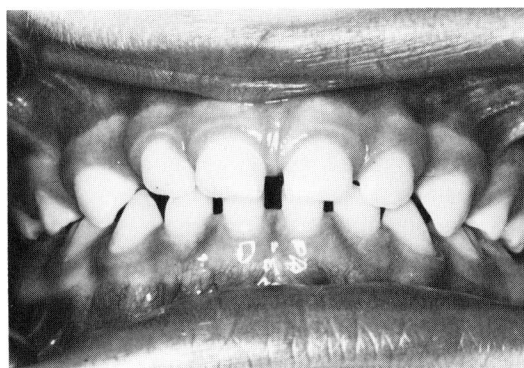

Abb. 106

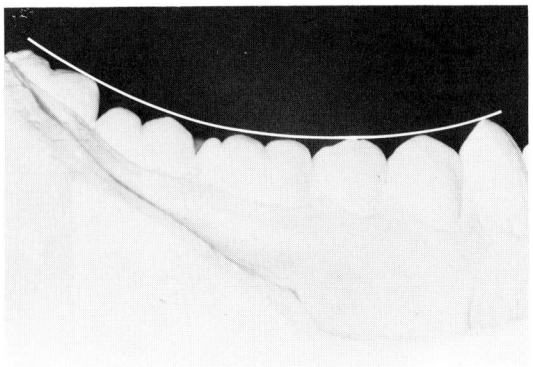

Abb. 107

1.2.2 Die Stellung der Zähne

Die Beachtung der folgenden topographischen Merkmale kann die Rehabilitation des stomatognathen Systems erleichtern:

● Achsenneigung der Zähne (Angulation),
● Kompensationskurven,
● „Pound'sches Dreieck".

1.2.2.1 Achsenneigung der Zähne

Die Achsenneigung der Zähne hat großen Einfluß hinsichtlich der Kraftübertragung auf das Kopfskelett, wie auch für die anteriore Führung, die Okklusion und die Ästhetik.
Neben der Achsenneigung, bezogen auf die mesial-distale Richtung (Angulation), sollte bei Rekonstruktionen auf die oral-vestibuläre Richtung (Torque) wie im natürlichen Gebiß (Abb. 105) geachtet werden.

Auch im Milchgebiß ist schon auf die Achsenneigung der Milchzähne zu achten. Ist die apikale Basis – der Alveolarkamm – groß, so ist „prophylaktisch" im bleibenden Gebiß für eine günstige Achsenneigung gesorgt (Abb. 106).

1.2.2.2 Kompensationskurven

● *Sagittale Kompensationskurve* oder *Spee-Kurve.*
Diese Kurve entsteht durch Verbindung aller bukkalen Höcker im Ober- bzw. im Unterkiefer einer Seite (Abb. 107).
Sie hat ihren tiefsten Punkt beim ersten Molaren und kann geringer oder stärker gekrümmt sein. Im funktionellen Geschehen besteht eine Abhängigkeit zwischen dieser Kurve, der sagittalen Kondylenbahnneigung, der Höckerhöhe und der sagittalen Frontzahnführung. Im natürlichen Gebiß sollte keine balancierte Okklusion entstehen. In der Totalprothetik ändern sich jedoch diese Abhängigkeiten, z. B. wird die sagittale Frontzahnführung verändert, so daß eine balancierte Okklusion entsteht.

Abb. 108

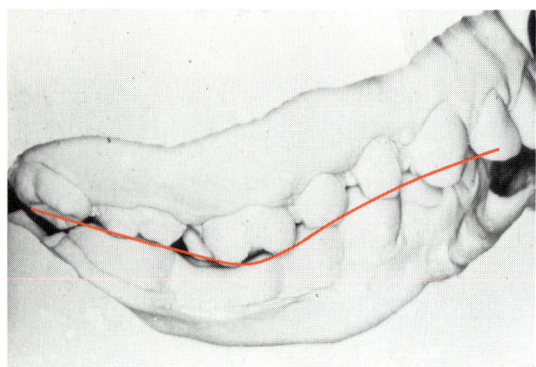

Abb. 109

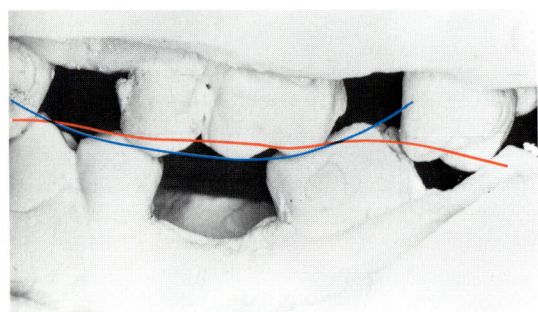

Diese Zusammenhänge sind bei der Totalprothetik in der *Thielemannschen Formel* (auch *Hanausche Quint* genannt) zusammengefaßt:

$$\text{Balance} = \frac{\text{Kondylenbahnneigung} \times \text{sagittale Frontzahnführungsneigung}}{\text{Okklusionsebenenneigung} \times \text{sagittale Kompensationskurve (Radius)} \times \text{Höckerhöhe (auf die Sagittalebene bezogen)}}$$

Die Abbildung 108 zeigt eine unphysiologische sagittale Kompensationskurve, die zu stark gekrümmt ist. Solche Kurven können zu Funktionsstörungen, d. h. zu Balanceinterferenzen bei der Protrusion, führen.

In Abbildung 109 ist die sagittale Kompensationskurve im Oberkiefer aufgrund der Elongation des Zahnes 28 negativ, d. h. nach oben, gekrümmt (rot). Im Unterkiefer ist sie aufgrund der Kippung des Zahnes 37 zu stark nach unten gebogen (blau). Hierdurch müssen bei Exkursionen Funktionsstörungen in Form von Balanceinterferenzen auftreten. Auch beim Schließen kommt es aufgrund des Frühkontaktes (Vorkontakt = Suprakontakt) zwischen Zahn 28 und 37 zum sagittalen Gleiten.

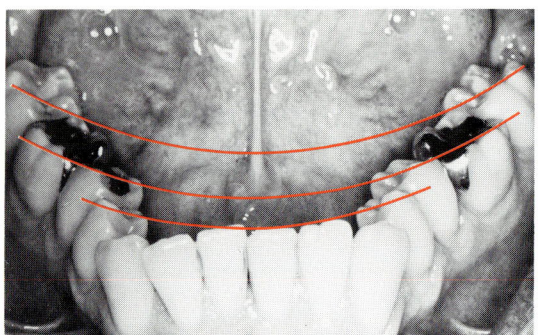

Abb. 110

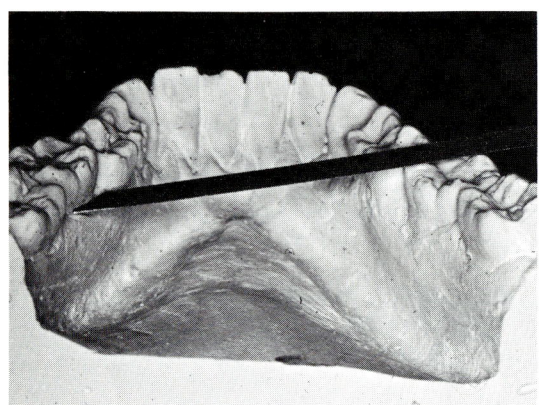

Abb. 111

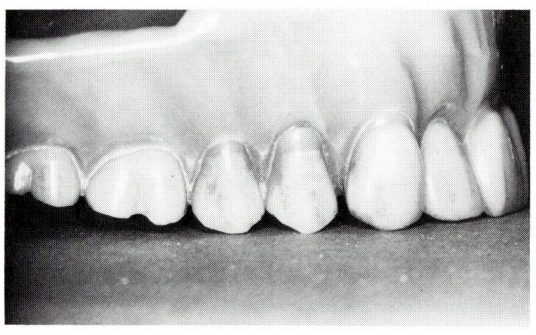

Abb. 112

● *Transversale Kompensationskurve* oder *Wilson-Kurve*

Diese Kurve entsteht durch Verbindung aller bukkalen Höcker mit allen lingualen Höckern der einen Seite und den bukkalen sowie lingualen Höckern der anderen Seite im Unterkiefer. Die Kurve hat den tiefsten Punkt an der Zungenmittellinie (Abb. 110). Dadurch können im bezahnten Gebiß Funktionsstörungen entstehen, z. B. Frühkontakte, störende Arbeitskontakte oder Balanceinterferenzen bei den In- und Exkursionen. Die in der Wilson-Kurve gefundene Achsenneigung der Seitenzähne begünstigt die Auslenkung der Zähne nach lingual.

Bei Rekonstruktionen ist das Anlegen eines Lineals eine Hilfe. Im Regelfall trifft die gedachte Verbindung des bukkalen mit dem lingualen Höcker, z. B. eines Molaren, den ihm gegenüberliegenden Gingivarand (Abb. 111).

In der Totalprothetik (Beispiel Abb. 112) ergibt eine physiologische sagittale Kompensationskurve und eine *un*physiologische transversale Kompensationskurve *keine* balancierende Okklusion, weil die helikoidale Verwindung fehlt. Die In- und Exkursionen sind nicht balanciert.

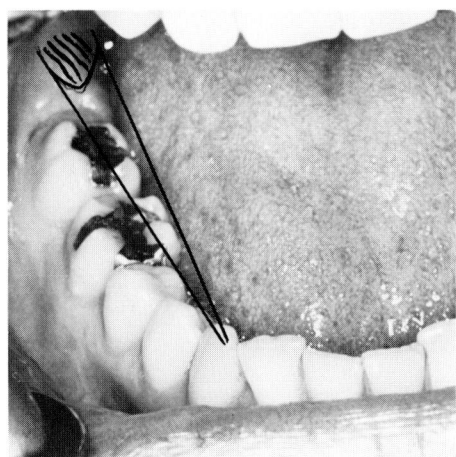

Abb. 113

1.2.2.3 „Pound'sches Dreieck"

Dieses Dreieck (Abb. 113) ist eine Hilfskonstruktion. Die Dreieckspunkte sind:
Eckzahnspitze im Unterkiefer,
lingualer Anteil des Trigonum retromolare und
bukkaler Anteil des Trigonum retromolare.
Die Hilfskonstruktion weist darauf hin, daß die unteren lingualen Höcker innerhalb des Dreiecks liegen sollen.
Das Dreieck dient als Anhalt in der rekonstruktiven Zahnheilkunde, z. B. für die Modellation von Kronen oder beim Aufstellen von Zähnen für abnehmbaren Ersatz; auch in der Orthodontie ist es von Nutzen bei der Positionierung der Zähne.

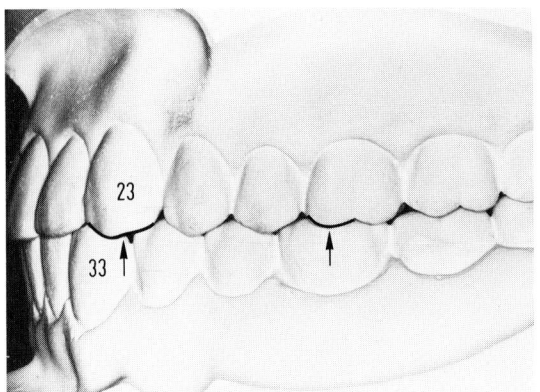

Abb. 114

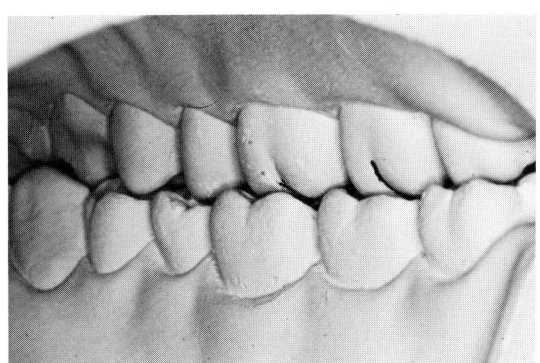

Abb. 115

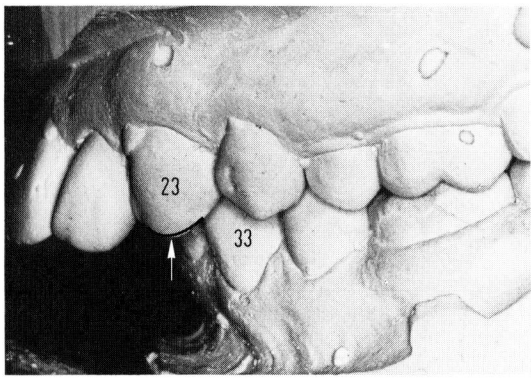

Abb. 116

1.2.3 Die Okklusion in der Statik

Wie schon gesagt, ist Okklusion jeder Kontakt zwischen Oberkiefer- und Unterkieferzähnen. Im folgenden soll zuerst, zum besseren Verständnis, die Okklusion ohne ihre Beziehung zu den Kondylen dargestellt werden.

Werden die Zähne geschlossen oder werden Oberkiefer- und Unterkiefermodelle aufeinander gestellt, kann man vereinfacht von Okklusion in der Statik sprechen. Okklusionskontakte bei Bewegungen des Unterkiefers dagegen werden mit Okklusion in der Dynamik bezeichnet.

Die *Okklusion in der Statik* trifft besser auf die Modellsituation zu. Im Munde gibt es keine Statik, da die Zähne selbst bei leichtem Schließen physiologische Auslenkungen erfahren, was später besprochen werden soll (siehe S. 119).

Für die Darstellung der Okklusionskontakte in der Statik (am Modell) hat sich die *Angle-Klassifizierung* bewährt. Hierbei wird die sagittale Relation zwischen Oberkiefer- und Unterkieferzähnen festgelegt.

In Abbildung 114 wird die Klasse I – neutrale Verzahnung – gezeigt. Entscheidend ist die Eckzahn- und erster-Molar-Beziehung, wie die Abbildung zeigt.

In Abbildung 115 wird die Klasse I – neutrale Verzahnung – von lingual gezeigt.

In Abbildung 116 ist die Klasse II – distale Verzahnung – dargestellt. Der Zahn 33 ist um 1 Prämolarenbreite (1 Pb) distal im Vergleich zu Abb. 114 positioniert. Aufgrund des fehlenden Zahnes 35 ist aber eine neutrale erster-Molar-Beziehung wie in Abb. 114 vorhanden.

Die Verzahnung kann auch nur ½ Pb betragen, sie kann neben distal auch mesial, neben einseitig auch beidseitig vorkommen. Die skelettale Beziehung wird Bißlage genannt. Die mesiale Verzahnung bezeichnet *Angle* als Klasse III.

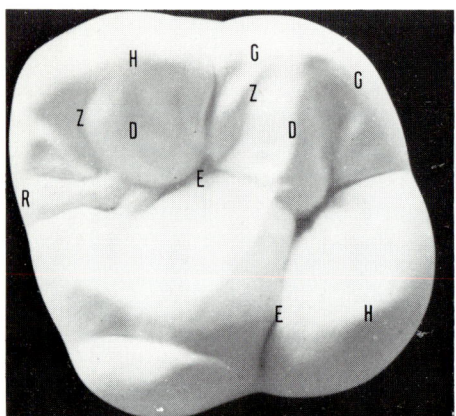

Abb. 117

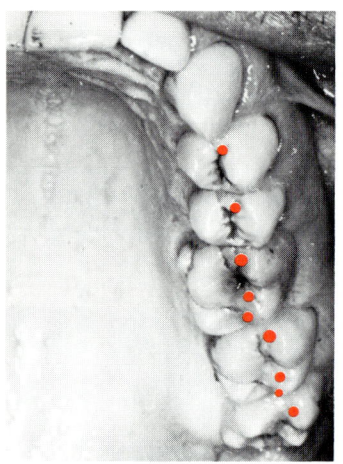

Abb. 118

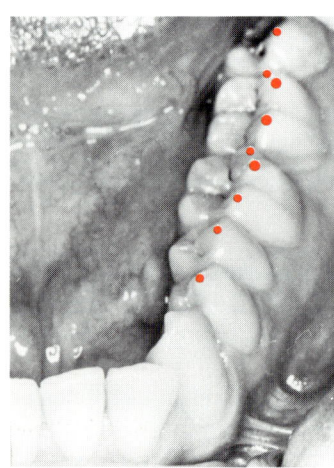

Um die Okklusionskontakte besser beschreiben zu können, müssen die okklusalen Anteile eines Zahnes definiert werden (Abb. 117):

H Höckerspitze,
D Dreieckwulst,
R Randleiste,
E Entwicklungsfurchen,
Z zusätzliche Furchen,
G Grat (mesial oder distal).

Um nicht mit der später zu besprechenden physiologischen Zahnbeweglichkeit in Konflikt zu kommen, sollen zwei Begriffe definiert werden:

Interkuspidation:
Schließen der Zahnreihen in leichtem Zahnkontakt oder Aufeinanderstellen von Modellen.

Maximale Interkuspidation:
Beim Pressen entstehen aufgrund der physiologischen Auslenkung der Zähne maximale Okklusionskontakte oder ein Vielpunktkontakt.

1.2.3.1 Okklusionskontakte im bleibenden Gebiß bei Angle-Klasse I in der Interkuspidation (Abb. 118):

● Die bukkalen Höcker der Unterkieferzähne sind die Hauptstützhöcker.
● Diese Höcker okkludieren mit den Dreieckwülsten und mesialen Randleisten und nicht mit den Furchen der Oberkieferzähne.
● Die Höcker weisen labile Kontakte mit den Dreieckwülsten auf. Sie zeigen keine Tripodabstützung wie aus der ,,Aufwachstechnik'' bekannt. Über diese labilen Kontakte wird die *neuromuskuläre Reflextätigkeit* gesteuert; sie kann als Tasten bezeichnet werden.

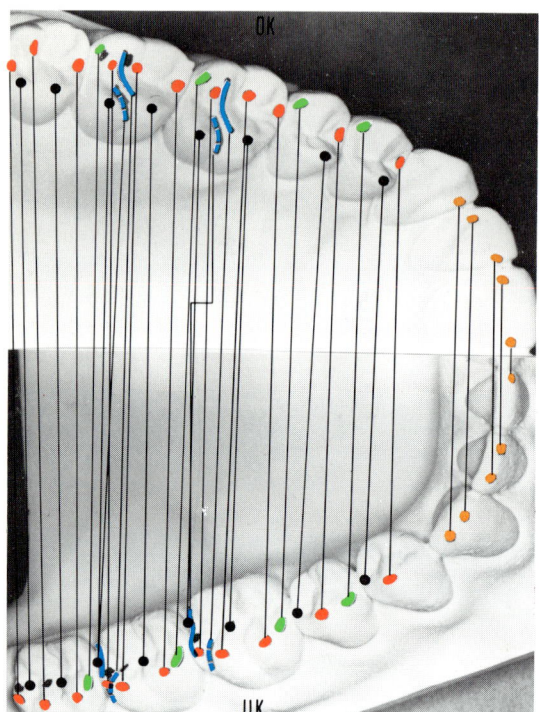

Abb. 119

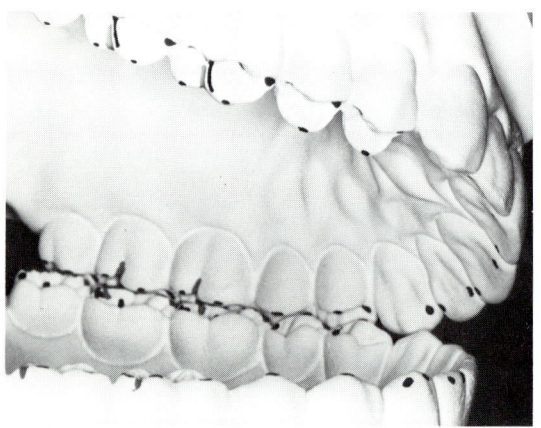

Abb. 120

1.2.3.2 Okklusionskontakte im bleibenden Gebiß bei Angle-Klasse I (neutrale Verzahnung) in der maximalen Interkuspidation (Abb. 119):

● Die bukkalen Höcker der Unterkieferzähne sind die Hauptstützhöcker (rot).

● Diese Höcker okkludieren mit den Dreieckwülsten und mesialen Randleisten und nicht mit den Furchen der Oberkieferzähne (rot).

● Die palatinalen (lingualen) Höcker der Oberkieferzähne sind zusätzliche Stützhöcker. In der Interkuspidation zeigen sie eine Nonokklusion von 30 µm (schwarz).

● Eine Zahn-zu-zwei-Zahn-Kontaktbeziehung ergibt sich zwischen dem mesialen Grat des unteren bukkalen Höckers und dem distalen Grat des oberen bukkalen Höckers als zusätzliche Abstützung. In der Interkuspidation besteht eine Nonokklusion von 30 µm (grün).

● Wenn die Cristae transversae der oberen Molaren und die distalen Randleisten der unteren Molaren nicht als Sperren fungieren, resultiert daraus ein sagittales Gleiten über 1 mm. In der Interkuspidation besteht eine Nonokklusion von 30 µm. Die Cristae transversae (durchgezogen blau) verlaufen in der disto-bukkalen Furche der unteren Molaren (gestrichelt blau), und die distalen unteren Randleisten (durchgezogen blau) verlaufen in den palatinalen (lingualen) Furchen der oberen Molaren (gestrichelt blau).

● Die unteren Front- und Eckzähne haben Kontakt an den Schmelzleisten der oberen Zähne. In der Interkuspidation besteht eine Nonokklusion von 30 µm (gelb).

In diesem Bild (Abb. 120) sind die Kontaktbeziehungen bei neutraler Verzahnung (Angle-Klasse I) am Modell dargestellt.

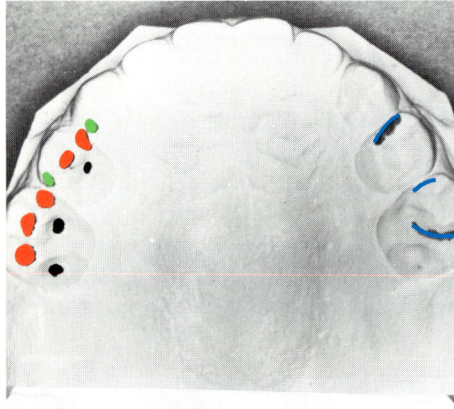

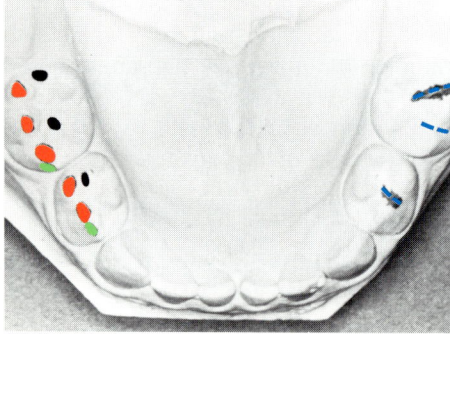

Abb. 121

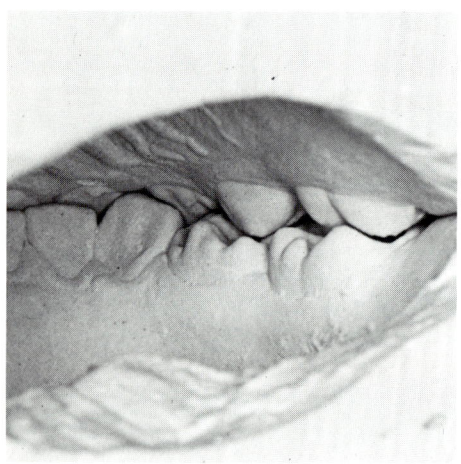

Abb. 122

1.2.3.3 Okklusionskontakte im Milchgebiß bei Angle-Klasse I in der maximalen Inter-kuspidation (Abb. 121):

In der Interkuspidation und in der maximalen Interkuspidation ist dieselbe Kontaktbe-ziehung zu finden wie im bleibenden Gebiß. Statt der distalen Randleisten der Unter-kieferzähne zeigen die mesialen Randleisten der Oberkieferzähne die Funktion von Sperren.

■ Bukkale Höcker und Antagonistenkontakte.

■ Palatinale (linguale) Höcker und Antagonistenkontakte.

■ Zahn-zu-zwei-Zahn-Kontaktbeziehung und Antagonistenkontakte.

■ Cristae transversae und mesiale Randleisten sowie Antagonistenkontakte.

In diesem Bild (Abb. 122) ist die okklusale Beziehung von lingual dargestellt.

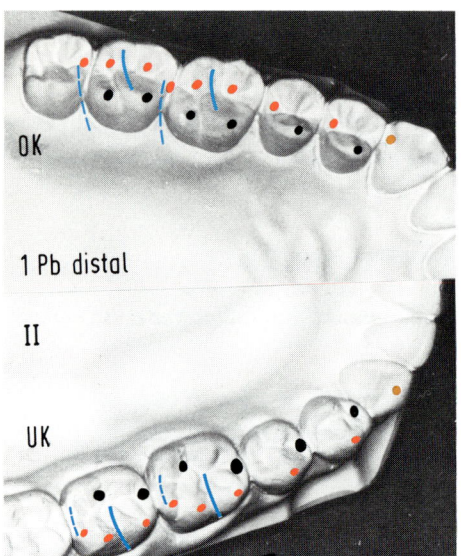

Abb. 123

OK

1 Pb distal

II

UK

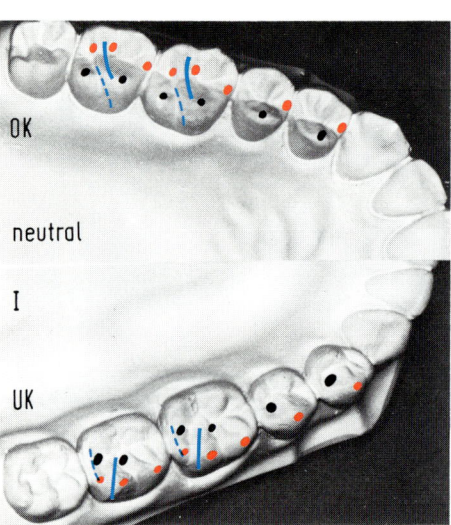

Abb. 124

OK

neutral

I

UK

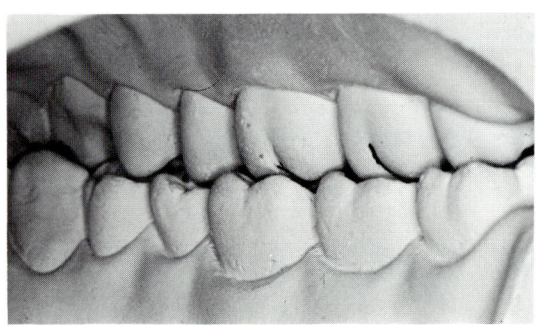

Abb. 125

1.2.3.4 Okklusionskontakte im bleibenden Gebiß bei Angle-Klasse II (1 Pb distale Verzahnung) in der maximalen Interkuspidation (Abb. 123):

● Die bukkalen Höcker der Unterkieferzähne sind die Hauptstützhöcker (rot).

● Diese Höcker okkludieren mit distalen und mesialen Randleisten und mit Dreieck-wülsten und nicht mit den Furchen der Oberkieferzähne (rot).

● Die palatinalen (lingualen) Höcker der Oberkieferzähne sind zusätzliche Stützhök-ker. In der Interkuspidation haben sie eine Nonokklusion von 30 µm (schwarz).

● Zahn-zu-zwei-Zahn-Kontaktbeziehung ist nicht vorhanden.

● Die Cristae transversae verlaufen in der mesio-bukkalen Furche der unteren Mola-ren, die distalen unteren Randleisten distal der disto-palatinalen Höcker. Sie wir-ken ebenfalls als Sperren und zeigen in der Interkuspidation eine Nonokklusion von 30 µm (blau).

● Die unteren Eckzähne haben Kontakt mit den distalen Schmelzleisten der oberen Eckzähne. In der Interkuspidation besteht eine Nonokklusion von 30 µm (gelb).

Die Abbildung 124 zeigt als Vergleich die Kontaktverhältnisse bei Angle-Klasse I. Hier sind nur die zum Vergleich notwendigen Kontaktverhältnisse angegeben.

In diesem Bild (Abb. 125) ist die okklusale Beziehung (Angle-Klasse I) von lingual dargestellt.

Im Milchgebiß ist dieselbe Kontaktbeziehung zu finden wie im bleibenden Gebiß.

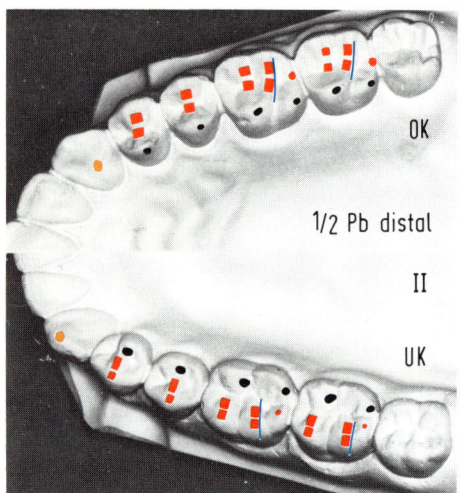

Abb. 126

OK

1/2 Pb distal

II

UK

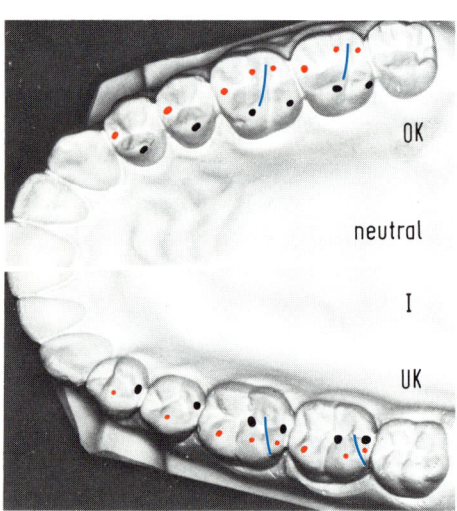

Abb. 127

OK

neutral

I

UK

1.2.3.5 Okklusionskontakte im bleibenden Gebiß bei Angle-Klasse II (½ Pb distale Verzahnung) in der maximalen Interkuspidation (Abb. 126):

● Die bukkalen Höcker der Unterkieferzähne sind die Hauptstützhöcker (rot).

● Diese Höcker okkludieren mit den Dreieckwülsten der palatinalen und bukkalen Höcker der Oberkieferzähne. Dadurch entsteht eine verstärkte Abrasion an den Höckern und Dreieckwülsten (rot).

● Die palatinalen Höcker der Oberkieferzähne sind zusätzliche Stützhöcker. In der Interkuspidation haben sie eine Nonokklusion von 30 µm (schwarz).

● Zahn-zu-zwei-Zahn-Kontaktbeziehung ist nicht vorhanden.

● Die Cristae transversae verlaufen quer über die mesio-bukkalen (beim 4-höckrigen Molar: disto-bukkalen) Höcker der unteren Molaren und verursachen eine verstärkte Abrasion (blau).

Aufgrund dieser multiplen Abrasionen ist die Funktion der Sperren bzw. die Verschlüsselung vermindert. Hieraus kann leicht ein sagittales Gleiten resultieren.

Diese Verzahnungsart ist funktionell pathologisch und verursacht bei Restaurationen und in der Orthodontie die größten Schwierigkeiten, sollte also vermieden werden. Sie zeigt am häufigsten keilförmige Defekte und Gingivarezessionen (Stillmansche Spalten etc.).

● Die unteren Eckzähne haben Kontakt mit dem Tuberkulum oder der mesialen Schmelzleiste der oberen Eckzähne. In der Interkuspidation besteht eine Nonokklusion von 30 µm (gelb).

Die Abbildung 127 zeigt als Vergleich die Kontaktverhältnisse bei der Angle-Klasse I. Hier sind nur die zum Vergleich notwendigen Kontaktverhältnisse angegeben.

Im Milchgebiß zeigt diese Verzahnungsart die stärksten Abrasionen, so daß eine Darstellung der Okklusionskontakte schwierig ist.

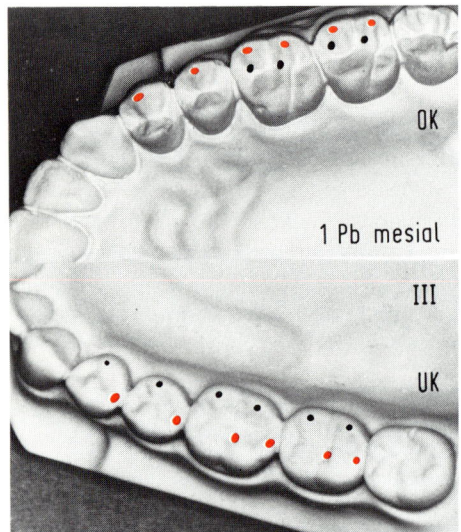

Abb. 128

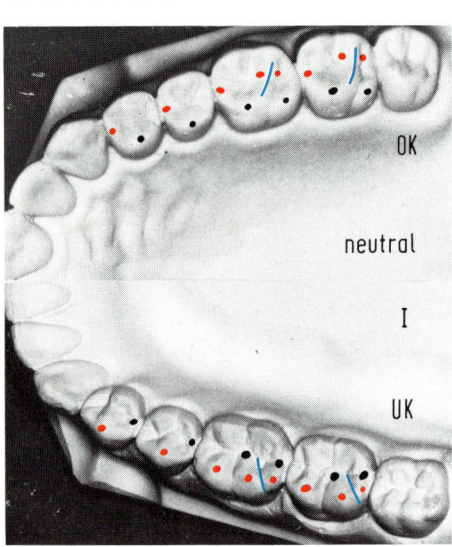

Abb. 129

1.2.3.6 Okklusionskontakte im bleibenden Gebiß bei Angle-Klasse III (1 Pb mesiale Verzahnung) in der maximalen Interkuspidation (Abb. 128; Kreuzbiß):

● Die bukkalen Höcker der Oberkieferzähne sind die Hauptstützhöcker, da es sich hier meist um einen Kreuzbiß handelt (rot). Durch sie erfolgt die Verschlüsselung der Okklusion.

● Diese Höcker okkludieren mit distalen Randleisten und mit Dreieckwülsten und nicht mit den Furchen der Unterkieferzähne (rot).

● Die lingualen Höcker der Unterkieferzähne sind selten zusätzliche Stützhöcker (schwarz).

● Zahn-zu-zwei-Zahn-Kontaktbeziehung ist selten vorhanden.

● Die Cristae transversae und die distalen bzw. mesialen Randleisten zeigen keine Kontakte.

● Die oberen Eckzähne können Kontakt mit den lingualen Schmelzleisten der unteren Eckzähne haben. In der Interkuspidation besteht eine Nonokklusion von 30 µm.

Sagittales Gleiten wird nicht gefunden. Diese Verzahnungsart zeigt prognostisch eine gute Stabilität.

Bei Restaurationen ist es eine gedankliche Hilfe, wenn man den Oberkiefer zum Unterkiefer macht, z. B. durch Umwenden des Artikulators. Dann ergeben sich nahezu dieselben Kontaktbeziehungen wie bei der Angle-Klasse II.

Die Abbildung 129 zeigt als Vergleich die Kontaktverhältnisse bei der Angle-Klasse I.

Im Milchgebiß sind die Okklusionskontakte dieselben wie bei der Angle-Klasse III im bleibenden Gebiß.

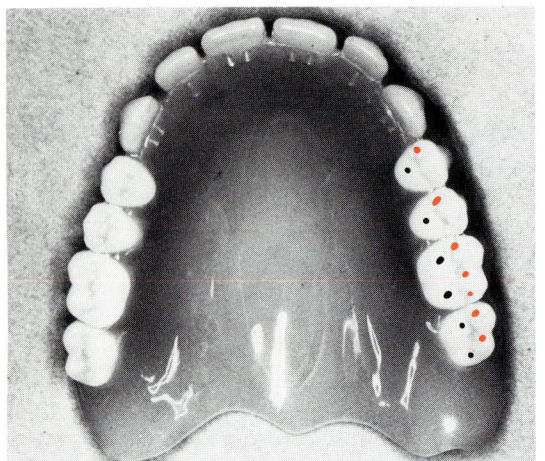

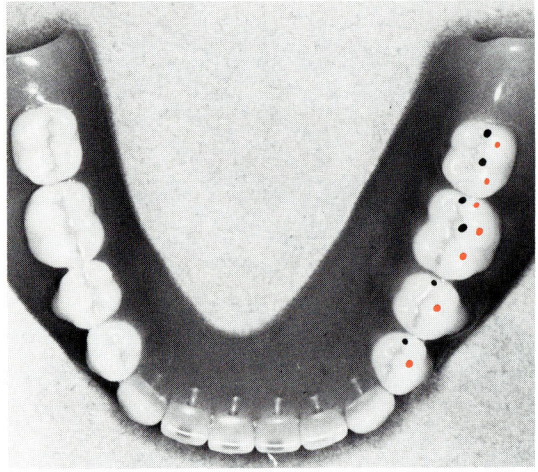

Abb. 130

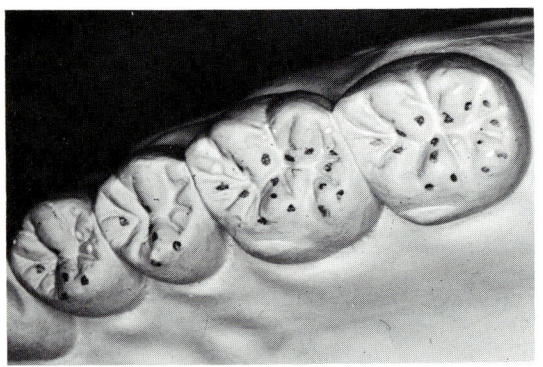

Abb. 131

1.2.3.7 Okklusionskontakte in der restaurativen Zahnheilkunde

Im natürlichen Gebiß und beim festsitzenden Ersatz finden, entsprechend den Angle-Klassen, die gezeigten Okklusionskontakte in der Interkuspidation und in der maximalen Interkuspidation Anwendung.

Beim abnehmbaren Ersatz, d. h. in der Teilprothetik und Totalprothetik, finden diese Okklusionskontakte ebenfalls Anwendung (Abb. 130). Nur *eine Ausnahme* wird gemacht: die ersten Molaren werden in allen Angle-Klassen in neutraler Verzahnung aufgestellt. Die vorhandene skelettale Bißlage oder die Angle-Klasse II oder III wird dann durch Wegnehmen oder Hinzufügen eines Prämolaren in der Prothese ausgeglichen. Die skelettale Bißlage kann durch das Fernröntgenseitenbild überprüft werden.

Nach Eingliedern des Ersatzes werden die Okklusionskontakte bis auf die Hauptstützhöcker so weit reduziert, daß in der Interkuspidation nur noch die Hauptstützhöcker Kontakte aufweisen und die anderen Okklusionskontakte eine Nonokklusion von 30 µm zeigen.

In der Aufwachstechnik *(Payne, Thomas, Stuart, Lundeen* u. a.) werden die Höcker über die Tripodabstützung einzeln stabilisiert (Abb. 131). Dadurch läßt sich eine *labile Abstützung* der Höcker nicht erreichen, und die Tastfunktion wird eingeschränkt. Deshalb müssen Rekonstruktionen mit solchen okklusalen Reliefs nach den beschriebenen Okklusionskontakten in der Interkuspidation und in der maximalen Interkuspidation durch Einschleifen bzw. okklusale Adjustierung geändert werden.

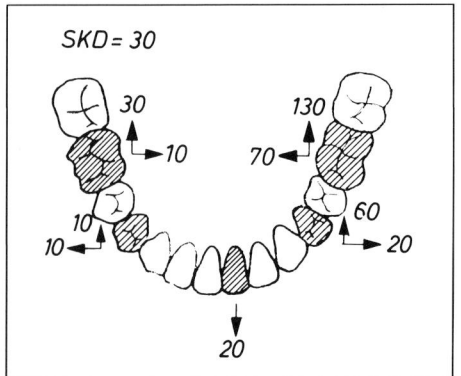

Abb. 132

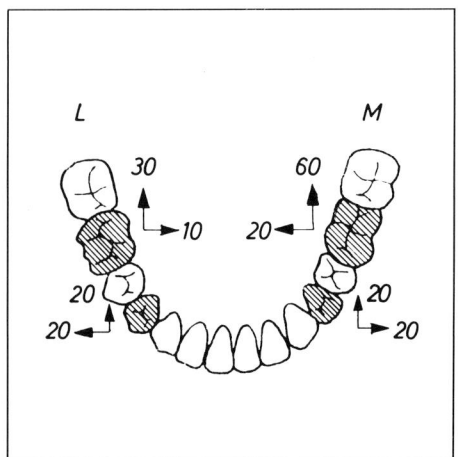

Abb. 133

1.2.4 Physiologische Auslenkung der Zähne (Kinetik)

Dieses Kapitel soll – zum bessern Verständnis der Okklusion – die Dynamik der Zähne und deren Auswirkung behandeln.

Wie bereits (Seite 103) erwähnt, gibt es im Mund keine Statik, da die Zähne immer dreidimensional ausgelenkt werden. Dies führt z. B. dazu, daß aus der Interkuspidation eine maximale Interkuspidation entsteht. Auch wird bei extremen Bewegungen des Unterkiefers, z. B. beim Gähnen oder Vorschieben des Unterkiefers, der Unterkiefer mit seinem Alveolarfortsatz durch die ihn bewegenden Muskeln elastisch deformiert, wodurch die Zähne ausgelenkt werden.

1.2.4.1 Auslenkungen der Zähne ohne Okklusion

Auslenkungen der unteren Zähne bis zu 30 µm, die bis zu einer Mundöffnung (SKD) von etwa 30 mm auftreten (Abb. 132 links), wenn der Unterkiefer in der Rotationsphase verbleibt. Sie sind geringer als solche beim Gähnen (maximale Mundöffnung). Hier kommt zur Rotation die Translation des Unterkiefers hinzu. Während der Abbindephase der Abformmassen sollte dies beachtet werden.

Bei *maximalem Vorschub* oder *maximaler Öffnung* des Mundes sind die größten Auslenkungen der unteren Zähne zu finden (Abb. 132 rechts). Das bedeutet, daß feste Verbindungen (z. B. Brücke) zwischen dem 1. oder besonders dem 2. oder 3. Molaren und dem 1. Prämolaren zur Einschränkung der Auslenkung führen und damit die Funktion stören. Hieraus wurde die Torsionsbrücke *(Siebert, Schnorbach)* entwickelt, bei der sich das Zwischenglied um einen sagittal gerichteten Drahtstift dreht, der an der anterioren Krone befestigt ist.

Bei Unterkieferbewegungen lateralwärts ergeben sich auf der *Mediotrusionsseite* (= M; Balanceseite) größere Auslenkungswerte als auf der *Laterotrusionsseite* (= L; Abb. 133). Solche Auslenkungen können auch bei exzentrischen (z. B. fronto-lateralen) Spielstellungen – wie Lippenbeißen – auftreten und damit bei geringer posteriorer Disklusion zu Balancekontakten führen.

Den bei Zungenbewegungen auftretenden Auslenkungen nach mesial und bukkal kommt eine kompensatorische Funktion gegenüber den während der Leermastikation entstehenden Auslenkungen zu.

Diese Balancekontakte aufgrund von Auslenkungen können im Artikulator nie gefunden werden. Beim habituellen Zungenpressen über längere Dauer (ab 6 Pond je Zahn) können aber Zahnwanderungen – wie auf Seite 69 dargestellt – ausgelöst werden.

Abb. 134

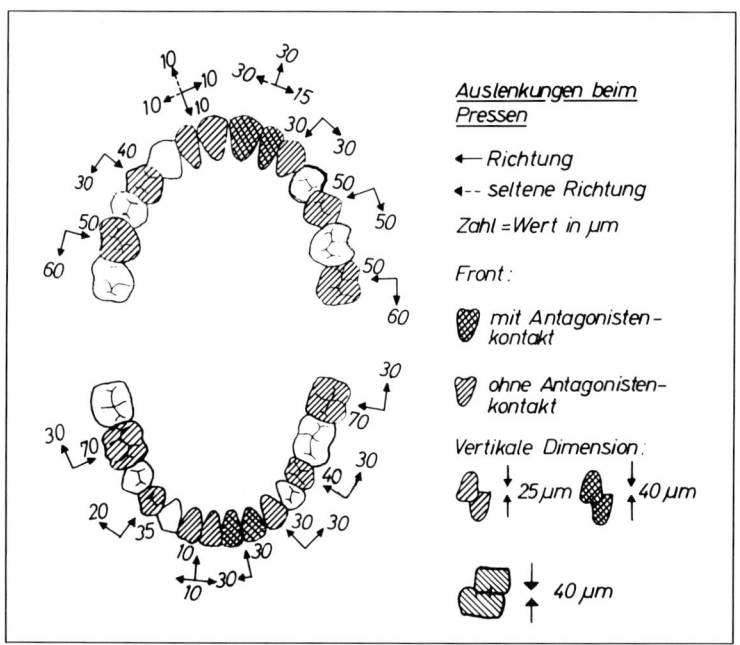

Auslenkungen beim Pressen

← Richtung

◄-- seltene Richtung

Zahl = Wert in µm

Front:

mit Antagonisten-
kontakt

ohne Antagonisten-
kontakt

Vertikale Dimension:

25 µm   40 µm

40 µm

1.2.4.2 Auslenkungen der Zähne während der Okklusion

Beim *Schließen* werden die Zähne nur gering ausgelenkt. Die verschiedenen Auslenkungsrichtungen zeigen an, daß die Zähne wie Rezeptoren im neuromuskulären System arbeiten; man kann das auch als *Tasten* bezeichnen; es kontrolliert die Muskeln und stellt ihren Tonus ein.

Die Funktion *Pressen* ist eine starke bilaterale Kontraktion der Elevatoren. Durch Pressen können auf die einzelnen Zähne Kräfte zwischen 0,5 kp und 27 kp übertragen werden. Die resultierenden Auslenkungen sollten dabei einen Wert von 60 µm pro Richtung nicht überschreiten. Pressen kommt sowohl in der Leermastikation als auch in der Mastikation vor und wird als physiologisch bezeichnet, wenn die Muskelkontraktion eine Dauer von 1 Sekunde nicht überschreitet. Wird das Pressen aber über längere Zeit als Dysfunktion ausgeführt, so können im Parodontium Ischämiebezirke mit nachfolgenden Schäden entstehen.

Beim Pressen werden die Zähne stärker dreidimensional als beim Schließen ausgelenkt, wobei ihre Intrusion meist die kleinsten Auslenkungswerte zeigt (Abb. 134). Ihre transversale Auslenkung ist am größten. Aufgrund dieser dreidimensionalen Auslenkung geht die Interkuspidation (beim Schließen) in die maximale Interkuspidation über. Nun haben die palatinalen Höcker eine Zahn-zu-zwei-Zahn-Kontaktbeziehung und die Frontzähne Kontakt. Beim Pressen werden die Approximalkontakte durch die linguo-distale Kinetik vollständig geschlossen und damit die *Wirkungslinie* verstärkt. Wenn die Frontzähne schon beim Schließen Kontakt zeigen, werden sie beim Schließen und Pressen unphysiologisch, d. h. nach bukko-distal, ausgelenkt. Eine Tendenz zur Auffächerung der oberen Front ist gegeben (Abb. 134, Zähne kariert). Durch die Approximalabrasion aufgrund von ständigen physiologischen Zahnauslenkungen werden die Zahnbögen kleiner. Das bedeutet, daß die Frontzähne einen größeren Steilstand erhalten, was zu einer Abflachung der entsprechenden Gesichtspartie führt. Beim *Hacken* oder Klappern der Zähne gegeneinander werden geringe Auslenkungswerte (die Hälfte der Werte wie beim Pressen) sowie geringe, aber sehr genaue Muskelaktivitäten gemessen, was z. B. beim *Klappertest,* um Okklusionsnebengeräusche zu erkennen, angewendet wird.

Während der *Mastikation* unter inkursiven Unterkieferbewegungen werden meistens dieselben Auslenkungswerte und Muskelaktivitäten gefunden wie beim Hacken.

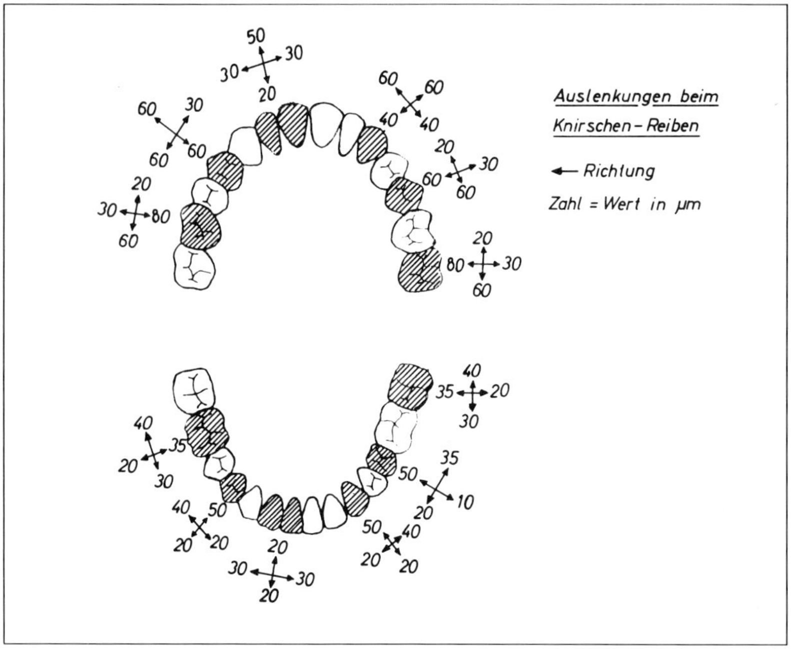

Abb. 135

Auslenkungen beim
Knirschen - Reiben

← Richtung

Zahl = Wert in µm

Abb. 136

Führung
Eckzahn

Auslenkungen bei der
Führung

Eckzahn und erster
Praemolar

Zahl = Wert in µm

← Richtung

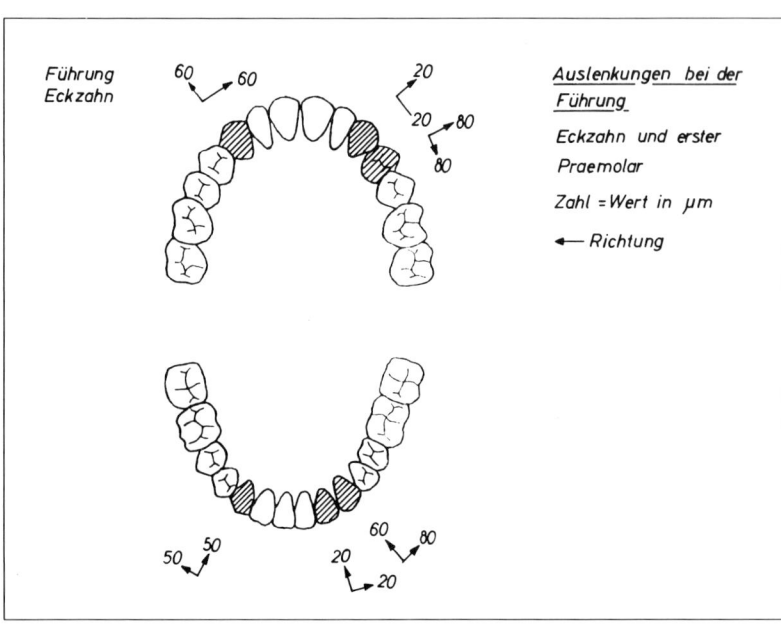

Beim Reiben oder *Knirschen* (Bruxismus), wie in Abb. 135 dargestellt, oder bei exzentrischen Spielstellungen unter geringer intermittierender Muskelaktivität – über eine längere Zeitdauer ausgeführt – entstehen hohe Auslenkungswerte. Die Zähne werden nach allen Richtungen bewegt, ,,losgerüttelt'', sie zeigen eine Hypermobilität. Das kann auf die Dauer das Parodontium beeinträchtigen und schädigen. Selbst Führungszähne (z. B. Eckzähne) können durch ständiges Knirschen losgerüttelt werden.

Auslenkungen der anterioren Führungszähne bei Exkursionen
Führen die Eckzähne allein, werden sie im Oberkiefer nach bukkal und mesial und im Unterkiefer nach distal und lingual ausgelenkt (Abb. 136).
Führen die ersten Prämolaren zusammen mit dem Eckzahn, werden die Prämolaren im Oberkiefer unphysiologisch nach bukkal und distal und im Unterkiefer nach distal und lingual bis zu 80 µm ausgelenkt. Dabei wird die physiologische Grenze von 60 µm überschritten. Die Eckzähne werden geschont.
Solche unphysiologischen Auslenkungen können an *Gingivaretraktionen* oder *keilförmigen Defekten* erkannt werden.

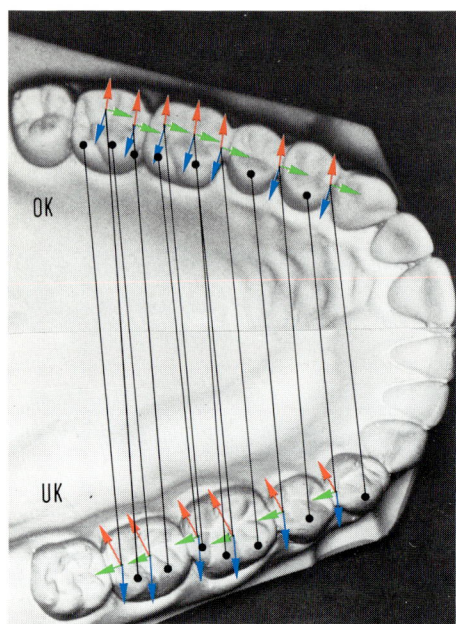

Abb. 137

Schematische Darstellung der „Flucht-wege" bei Angle-Klasse I für die drei folgenden Exkursionen:

Am Modell:

    ←—Protrusion

    ↑ Laterotrusion

    ↓ Mediotrusion

Die protrusiven Fluchtwege der unteren bukkalen Höcker verlaufen ventral und die der oberen lingualen Höcker dorsal.

Abb. 138

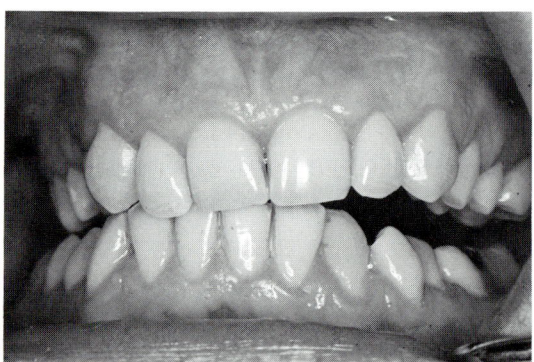

1.2.5 Die Okklusion in der Dynamik

Form und Stellung der Seitenzähne müssen ein Auseinandergleiten oder Diskludieren auch bei *fehlender Front-Eckzahnführung* (anteriore Führung) ermöglichen.

Den Höckern müssen im Gegenkiefer „Fluchtwege" (Pfeile in Abb. 137) bei Exkursionen oder „Einflugschneisen" bei Inkursionen des Unterkiefers vorgezeichnet sein. Bei der Rehabilitation müssen somit die Fluchtwege für die In- und Exkursionen vorgegeben werden. Diese Fluchtwege werden im Rahmen des klinischen Funktionsstatus überprüft.
Die richtige Lage der Fluchtwege ist von allen den Fakten abhängig, die ab Seite 79 besprochen wurden.

Ist aber eine *Eckzahn-Frontzahnführung vorhanden,* dann diskludieren die Seitenzähne sofort und die Fluchtwege sind nicht mehr so wichtig. Die Disklusion soll so gestaltet sein, daß die diagonal zur anterioren Führung sich befindenden Molaren eine Disklusionsfreiheit von mindestens 1 mm haben. Wie in Abb. 138 bei der Rechtslateralbewegung schützen die rechten Front- und Eckzähne die Seitenzähne vor unphysiologischen Auslenkungen, bzw. transversalen Überlastungen. Falls die Disklusion zu gering ist, können Balancekontakte auftreten, die wiederum Muskelhyperaktivitäten hervorrufen.

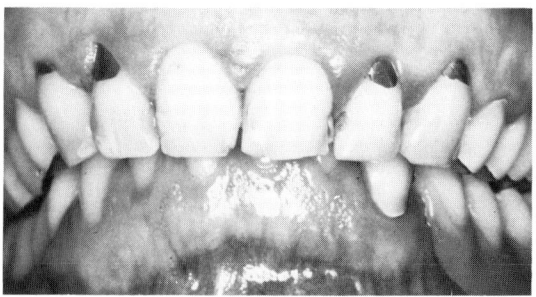

Abb. 139

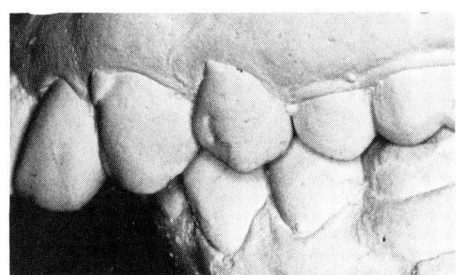

Abb. 140

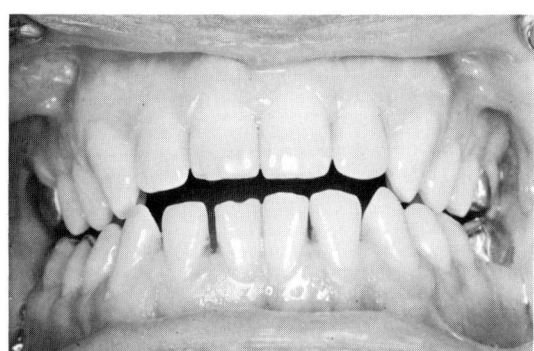

Abb. 141

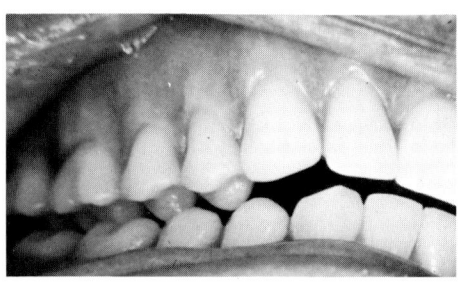

Abb. 142

1.2.5.1 Übersicht über die verschiedenen Zahnführungen

Der Eckzahn ist durch seine Form und seine Stellung im Gebiß und aufgrund seiner Propriozeptoren im Parodont geeignet, die anteriore Führung zu übernehmen. Die *Eckzahnführung* schützt die Seitenzähne vor unphysiologischen Auslenkungen, die Muskulatur vor Hyperaktivität und das Kiefergelenk vor einer Inanspruchnahme der vollen Bewegungskapazität (siehe Abb. 138, Seite 124).

Beim genuinen Deckbiß dagegen führt die Frontzahngruppe (Abb. 139).

Die verschiedenen Arten der *Gruppenführung* hängen von der Angle-Klasse und von der Form und Stellung der Zähne ab. Am häufigsten ist die eckzahngeschützte anteriore Gruppenführung, d.h. Eckzahn und 1. Prämolar oder Eckzahn sowie 1. und 2. Prämolar, zu finden (Abb. 140). Hierbei wird die Bewegungskapazität des Kiefergelenkes mehr ausgenutzt als bei alleiniger Eckzahnführung.

Die *posteriore Molarenführung* wird von der Kiefergelenkführung überlagert. Damit wird die volle Bewegungskapazität des Kiefergelenkes ausgenutzt. Diese Führungsart findet sich beim anterior vertikal offenen Biß (Abb. 141), oft verbunden mit myofunktionellen Dysfunktionen der Zunge. Meist ist nicht die Zunge zu groß, sondern die Lage der Zunge ist unphysiologisch. Zusätzlich können Muskelhyperaktivitäten wie beim Bruxismus zur Hypermobilität der Molaren führen.

Auch die *balancierte Okklusion* wird ganz von der Kiefergelenkführung diktiert. Sie führt im bleibenden Gebiß zu Hyperaktivitäten der Muskulatur, zu Abrasionen oder zu pathologischen Auslenkungen der Zähne und sollte deshalb nur zur Prothesenstabilisierung in der Totalprothetik angewendet werden. Hier werden die Ersatzzähne der vollen Bewegungskapazität des Kiefergelenkes durch ihre entsprechende Aufstellung und ihr Einschleifen angeglichen (Abb. 142).

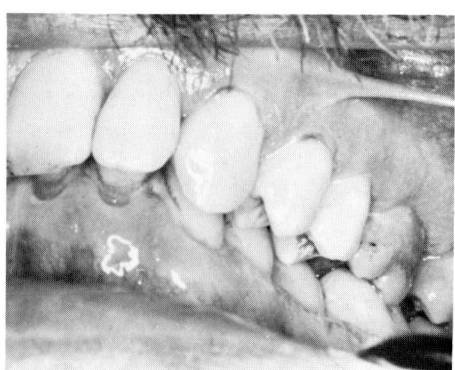

Abb. 143

Okklusion bei Kreuzbiß und Scherenbiß

Die im Kreuzbiß oder Scherenbiß stehenden Zähne zeigen beim funktionell Gesunden eine stabile Lage. Ob sie physiologische oder unphysiologische Auslenkungswerte und -richtungen zeigen, ist abhängig von ihrer Stellung. Hieraus läßt sich ableiten, ob diese Zähne in Dysokklusion oder in Normokklusion stehen. Stehen sie in Dysokklusion, müssen therapeutische Maßnahmen (z. B. Orthodontie) ergriffen werden. Die meisten Zähne zeigen aber eine verminderte Auslenkung gegenüber den Zähnen, die nicht im Kreuzbiß oder Scherenbiß stehen (Abb. 143; siehe auch Seite 115, Okklusionskontakte im Kreuzbiß).

Am Ende des Kapitels Okklusion sollte nochmals erwähnt werden, daß die Abschnitte: „Okklusion in der Statik", „Physiologische Auslenkungen der Zähne" und „Okklusion in der Dynamik" zur besseren Darstellung ohne ihre Beziehungen zum Kiefergelenk abgehandelt wurden.

In der Diagnostik – beim klinischen Funktionsstatus – muß aber das Okklusionskonzept in Beziehung zum neuromuskulären System und zur Funktion des Kiefergelenkes gesetzt werden, damit beurteilt werden kann, welche Abweichungen oder Fehler beim Patienten vorliegen. Dieser Zusammenhang soll später (ab Seite 203 und 214) besprochen werden.

Schrifttum

Dipsche, D.: Okklusionslage im Milch- und Wechselgebiß. Med. Diss., Mainz 1983.

Ehrlich, J. and *S. Taicher:* Intercuspal contacts of the natural dentition in centric occlusion. J. Prosth. Dent. 45, 419 (1981).

Fieseler, R.: Zu den Okklusionsverhältnissen im Kreuzbiß. Med. Diss., Marburg 1984.

Graber, G.: Die Auswahl der Okklusionskonzepte. Schweiz. Mschr. Zahnheilk. 88, 988 (1978).

Kahn, A.: The importance of canine and anterior tooth positions in occlusion. J. Prosth. Dent. 41, 277 (1979).

Paul, M.: Abrasio dentis. Ein physiologischer oder pathologischer Vorgang? Med. Diss., Marburg 1985.

Schärer, P.: Okklusionsgestaltung in der Kronen- und Brückentechnik. Zahnärztl. Prax. 29, 45 (1978).

Siebert, G.: Untersuchungen zur maximalen Interkuspidation. Dtsch. Zahnärztl. Z. 30, 260 (1975).

Siebert, G.: Zur physiologischen Auslenkung der Zähne. Dtsch. Zahnärztl. Z. 35, 362 (1980).

Siebert, G.: Zur Morphologie der Zähne unter funktionellen Aspekten. Öst. Z. Stomat. 80, 139 (1983).

Siebert, G. K.: Untersuchungen zur anterioren und posterioren Führung. Schweiz. Mschr. Zahnmed. 94, 236 (1984).

Siebert, G.: Die Torsionsbrücke. Ein Beitrag zur weitspannigen Brücke im Unterkiefer. ZWR 93, 538 (1984).

Slavicek, R. und *H. Mack:* Die funktionelle Morphologie der Okklusion. Dent. Labor 28, 1307 (1980).

2

Funktionsdiagnostik mit Hilfsmitteln

2.1 Aufbißschiene – Okklusionsschiene – Bißführungsschiene

Bei vielen Funktionsstörungen im Rahmen einer Diagnosis ex iuvantibus und bei der Behandlung von Störungen im stomatognathen System ist die Aufbißschiene (Aufbißbehelf) ein geeignetes Hilfsmittel. Die Störung kann isoliert im Kiefergelenk, in der Muskulatur, an der Zahnoberfläche oder im Zahnhalteapparat auftreten, ihre Manifestation kann aber auch in mehreren oder in allen Geweben gleichzeitig erfolgen.

Die Aufgaben der Aufbißschiene sind:

1. Schonung der Kiefergelenke und deren Bewegungskapazität (Bewegungsumfang),
2. Regeneration der Bänder und Knorpelanteile,
3. Erreichen eines bilateralen physiologischen Muskeltonus (Synchronisation),
4. Herstellen der individuellen Relation zwischen Ober- und Unterkiefer unter Röntgenkontrolle; Repositionieren der Kondylen,
5. Senken der Mobilität der Zähne durch Stabilisieren,
6. Wiederherstellen der Wirkungslinie,
7. Entlastung des Zahnhalteapparates,
8. Ausschalten von okklusalen Trigger-Faktoren, von Parafunktionen (z. B. exzentrische Spielstellungen) und Bruxismus (Knirschen, Pressen, myofunktionelle Probleme).

Weiterhin kann die Aufbißschiene ein Hilfsmittel sein bei:

9. Stabilisieren von Implantaten und transdentalen Fixationen,
10. Parodontalen, endodontischen, orthodontisch-kieferorthopädischen und zahnärztlich-chirurgischen Behandlungen.

Diese vielfältigen Aufgaben erfordern eine differenzierte Gestaltung, Funktionsmöglichkeit und Tragedauer der Aufbißschiene.
Für die genannten Aufgaben wird die temporäre abnehmbare Aufbißschiene aus Kunststoff am häufigsten verwendet, da bei ihr Korrekturen schnell und einfach möglich sind. In seltenen Fällen bedient man sich temporärer festsitzender Schienen aus Metall.

2.1.1 Arten von Aufbißschienen

Gruppe 1: Mit Impressionen aller Seitenzähne in der terminalen Kontaktposition (TKP, RP) und Eckzahnführung. Diese Art wird am häufigsten angewendet. Nur in speziellen Fällen werden Schienen mit balancierter Okklusion ohne Impressionen (Kalottengestaltung) verwendet.
Synonyma sind: Aufbißbehelf, Bißführungsschiene, Aufbißplatte, Entlastungsschiene, Stabilisierungsschiene, Okklusionsschiene (Michiganoder *Ash*-Schiene), Repositionsschiene, Kaumuskelsynchronisator oder occlusal splint.

Gruppe 2: Mit frontalem Aufbißplateau: Hierbei hat nur die Unterkieferfront Kontakt. *Synonyma sind:* Schiene nach *Dessmer, Hawley, Shore, Sved* oder *Immenkamp.*

Gruppe 3: Mit okklusalen Kontakten nur im Eckzahn- oder Molarengebiet. Diese Schiene wird aber selten angewendet.

Gruppe 4: Kombinierte Aufbißschienen: Aufbißschienen mit Ersatzzähnen und/oder orthodontischen Elementen. – Interimsprothesen mit orthodontischen Elementen. – Vorhandene Prothesen.

2.1.2 Aufbißschienen der Gruppe 1

Die Herstellung erfolgt auf dem Oberkiefer- oder Unterkiefermodell:
1. Über das Modell wird eine glasklare Kunststoffolie (Stärke 1−2 mm) tiefgezogen (Grenze: bukkaler klinischer Äquator) oder es wird
2. glasklarer Kunststoff über das Modell warm oder kalt polymerisiert. Selten werden Halteelemente aus 0,8 mm Draht mit eingearbeitet.

Gestaltung:
● Nach Einfügen der Schiene *im Mund* wird das okklusale Relief der Antagonisten eingeschliffen und mit Kaltpolymerisat in der terminalen Kontaktposition, die momentan zu erreichen ist (meist innerhalb der Ruhelage), individualisiert und mit ausreichender Eckzahnführung versehen.
● a) Die tiefgezogene Schiene wird *im Artikulator* (meist teiljustierbar) eingeschliffen und individualisiert sowie mit ausreichender Eckzahnführung versehen.
   b) Das Wachsmodell der warm oder kalt zu polymerisierenden Schiene wird *im Artikulator* mit okklusalem Relief und mit ausreichender Eckzahnführung versehen (ebenso bei einer Metallschiene, z. B. aus edelmetallfreier Legierung).
● In seltenen Fällen wird die Schiene mit Hilfe eines Kiefergelenkdiagnostikgerätes (z. B. MPI, TMR oder Richterator) individualisiert.

Anwendung:
a) Die Aufbißschienen werden bei regelrechter Lage der Kondylen vornehmlich im Kiefer mit den meisten fehlenden Zähnen eingefügt. Im allgemeinen werden im Oberkiefer Aufbißschienen mit Impressionen des okklusalen Reliefs der Antagonisten und mit Eckzahnführung verwendet. Bei diesen Aufbißschienen soll entsprechend dem beschriebenen Okklusionskonzept die Oberkieferschiene nur die Impressionen der Höckerspitzen der unteren bukkalen Seitenzahnhöcker, und die Unterkieferschiene nur die Impressionen der Höckerspitzen (genauer: der bukkalen Dreieckwülste in der Nähe der Fossa) der oberen palatinalen Seitenzahnhöcker aufweisen. Dies ist mit einer Folie von 10−20 µm Stärke, 7 mm breit, zu kontrollieren.
Die durchschnittliche Tragedauer der Aufbißschienen beträgt zwei bis vier Wochen, wobei sie fast nur nachts getragen werden. Zwischenzeitliche Korrekturen (in sagittaler und horizontaler Richtung) sind notwendig. In problematischen Fällen kann eine permanente Aufbißschiene (für wenige Jahre) nach der definitiven Versorgung eingefügt werden.

b) Sind ein Kondylus oder beide Kondylen – röntgenologisch – dorsal verlagert, muß über eine enorale Stützstiftregistrierung die kraniale, dorsale und nicht seitenverschobene Position beider Kondylen durch Ventralverlagerung des Unterkiefers eingestellt werden (Rö.-Kontrolle). Um die Position zu halten, wird über das Montieren der Modelle im Artikulator an der *Oberkieferschiene ein frontal vertikaler Wall* aus Kunststoff (Schema) angebracht. Die Unterkieferzähne gleiten beim Schließen entlang diesem Wall in die therapeutische (ventrale) Interkuspidation.

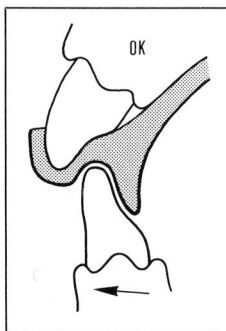

c) Wurde eine Distraktion oder Kompression in den Kiefergelenken diagnostiziert, können beide Modelle schädelbezüglich am geeignetsten in den Condylator Vario-Artikulator eingegipst werden.

Bei *Distraktion* werden vor der Montage die Artikulatorgelenke distrahiert (ca. 0,9 mm). Nach der Montage werden die Artikulatorgelenke in der Vertikalen wieder auf Null gebracht. Jetzt erfolgt die Individualisierung der Aufbißschiene im Artikulator.

Bei *Kompression* werden nach der Montage die auf Null stehenden Gelenke des Artikulators distrahiert (ca. 0,9 mm). Dann erfolgt die Individualisierung der Aufbißschiene.

d) Wurde ein Kiefergelenk-Knacken während der initialen oder intermediären Öffnungs- bzw. Protrusionsbewegung oder bei intermediärer bzw. terminaler Schließbewegung des Unterkiefers diagnostiziert, wird der Unterkiefer über eine Aufbißschiene *(Repositionierungsschiene)* mit frontalem Wall in protrusive Stellung geführt. Hierbei entspricht die erreichte protrusive Position der Knackposition. Zeitlich sollte diese Position in der Aufbißschiene solange gehalten werden, bis das Knacken verschwunden ist. Anschließend wird der frontale Wall sagittal schrittweise reduziert. Die dorsale, kraniale und nicht seitenverschobene Position beider Kondylen ist das therapeutische Ziel.

Einteilung des Kiefergelenk-Knackens in 8 verschiedene Typen (Mahan) – Ursachen und Therapie

1. Schmerzloses, initiales Knacken beim Öffnen.
   Ursache: Diskus bleibt anfänglich in der Fossa, und die medialen sowie lateralen Bänder werden gedehnt.
   Therapie: Muskelübungen, gute Interkuspidation.

2. Schmerzloses, intermediäres Knacken beim Öffnen.
   Ursache: Diskus rutscht intermediär dorsal.
   Therapie: isometrische Muskelübungen.
3. Schmerzloses, terminales Knacken beim Öffnen (= chronische Subluxation).
   Ursache: zu kurzes Tuberculum articulare, zu großer Kondylus oder zu weite Mundöffnung.
   Therpie: weite Mundöffnungen meiden.
4. Schmerzhaftes, terminales Knacken beim Öffnen.
   Ursache: Diskus hat keine feste Verbindung mehr über die lateralen oder medialen Bänder.
   Therapie: eventuell Gelenkoperation.
5. Schmerzloses Knacken beim Öffnen und Schließen oder bei Lateralbewegungen an derselben Stelle.
   Ursache: Deformation im Diskus, am Kondylus oder am Tuberculum articulare.
   Therapie: keine Behandlung.
6. Schmerzloses, initiales Öffnungs- und terminales Schließ-Knacken.
   Ursache: Diskus ist mehr zum medialen Pol schräg anterior verlagert. Beginn einer anterioren Verlagerung des Diskus.
   Therapie: Aufbißschiene 1 mm anterior der TKP (RP) einstellen. Keine Unterkieferbewegungen.
7. Schmerzloses, initiales bis intermediäres, reziprokes Öffnungs- und Schließ-Knacken.
   Ursache: Diskus ist anterior verlagert. Kondylus verbleibt in der Fossa. Romanzing-Test: Durch leichtes Rütteln des Unterkiefers nach kaudal kann der Diskus wieder auf den Kondylus schlüpfen.
   Therapie: Aufbißschiene in TKP (RP) einstellen.
8. Schmerzhaftes reziprokes Knacken.
   Schmerzursache: Schmerz durch Druck auf die bilaminäre Zone, Schmerzen im Gelenk und im M. temporalis.
   Ursache: anteriore Verlagerung des Diskus durch Bruxismus, Kieferverletzung, Schlag gegen den Unterkiefer, Peitschenschlagtrauma, Tonsillektomie, Narkosetubus, zu starke Kraft bei Extraktion der 3. Molaren.
   Therapie: Aufbißschiene in anteriore Position (Repositionierungsschiene) einstellen.

Ratschlag: Zur Differentialdiagnostik von 1. bis 8. kann kurzzeitig eine Aufbißschiene eingefügt werden.

2.1.3 Aufbißschienen der Gruppe 2

Schienenherstellung ohne Artikulator auf dem Oberkiefermodell mit Halteelementen aus Draht und ohne Bedeckung des okklusalen Reliefs im Oberkiefer. Für die unteren Frontzähne wird in der Gaumenpartie der oberen Schiene ein Plateau hergestellt. Die Schiene wird aus glasklarem Kunststoff warm polymerisiert.

Anwendung: Bei den Aufbißschienen mit frontalem Aufbißplateau für die unteren Frontzähne bleiben die Seitenzähne für zwei bis sieben Tage (tags und nachts getragen) außer Kontakt, bis sich die Kondylen „zentriert" haben. Um nicht Stellungsände-rungen der Zähne zu provozieren (nach eingetretener Relaxierung der Muskeln und nach Repositionierung der Kondylen), wird das okklusale Relief im Seitenzahngebiet mit Kaltpolymerisat ergänzt. Hierbei wird in manchen Fällen eine balancierte, kau-bahnbezogene Okklusion hergestellt. In den anderen Fällen wird eine Eckzahnfüh-rung – wie bei den Aufbißschienen der Gruppe 1 – aufgebaut. Diese Schiene wird dann bis zu 6 Monaten getragen.

2.1.4 Aufbißschienen der Gruppe 3

Der *Interzeptor* nach *Schulte* wird aus edelmetallfreier Legierung hergestellt. Er besteht aus einem transversalen, palatinalen Metallband im Oberkiefer von ca. 5 mm Breite, jeweils einer Bonwill-Klammer mit Auflage in der Gegend der Eckzähne und der ersten Prämolaren und einem Aufbiß für die unteren Eckzähne.
Die *Pivotierungsschiene* mit einem erhöhten Aufbiß nur im Bereich des ersten Mola-ren wird auf dem unteren Modell warm polymerisiert.
Anwendung: Der *Interzeptor* kann für 2 bis 4 Tage ununterbrochen getragen werden, bis sich die muskuläre Dysfunktion gelöst hat. Er findet auch Anwendung bei Patien-ten mit exzentrischen Spielstellungen oder mit fronto-lateralem Parafunktionsmu-ster.
Die *Pivotierungsschiene* kann zur Distraktion der Kondylen und bei muskulären Dys-funktionen angewendet werden. Ihre Anwendung ist aber selten, weil diese Problem-fälle auch mit den Schienen der Gruppe 1 therapiert werden können.

2.1.5 Aufbißschienen der Gruppe 4

Da Herstellung und Gestaltung sehr individuell sind, soll im folgenden nur ihre *Anwendung* besprochen werden. Im funktionell gestörten Lückengebiß, insbeson-dere mit Freiendlücken, und bei unphysiologischer Topographie einzelner Zähne, die diese Dysfunktion meistens verursacht haben, können die Aufbißschienen bis zu zwei Jahre lang zum Einsatz kommen. In ihr sind orthodontische, funktionelle und prothe-tische Elemente kombiniert.
Auch kann eine vorhandene Totalprothese oder umfangreiche Teilprothese, z.B. durch Auftragen von Kaltpolymerisat, Aufbißschienencharakter erhalten. Selten wird über die Prothese eine Aufbißschiene gezogen, um den momentanen Zustand der Prothese zu erhalten (Forensik).

Allgemeines

Da Dysfunktionen zu unterschiedlichen Zeiten auftreten können, werden die Aufbiß-schienen sowohl nachts (Bruxismus) als auch – selten – tagsüber (Bruxomanie, beim Autofahren) getragen. Beachtet man das beschriebene Okklusionskonzept und die physiologische Positionierung der Kondylen, kann eine hohe Erfolgsquote erzielt werden.

Um die durch den klinischen Funktionsstatus gestellte Diagnose: Funktionsstörung, Myoarthropathie oder Dysfunktion-Schmerz-Syndrom zu festigen, kann die Aufbißschiene wertvoll sein. Dieses Hilfsmittel kann auch in der Diagnosis ex iuvantibus oder Diagnosis per exclusionem, in der Differentialdiagnostik, in der Forensik und in Zusammenarbeit mit anderen Fachärzten ausschlaggebend sein. Somit ist es z. B. nicht notwendig, okklusale Korrekturen am stomatognathen System des Patienten vorzunehmen, bevor eine klare Diagnose und die Einwilligung des Patienten vorliegen (Forensik).

Die Herstellung und Anwendung von Aufbißschienen der Gruppen 1 bis 4 werden auf den folgenden Seiten demonstriert.

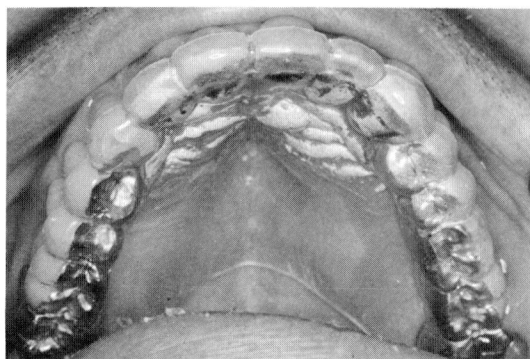

Abb. 144

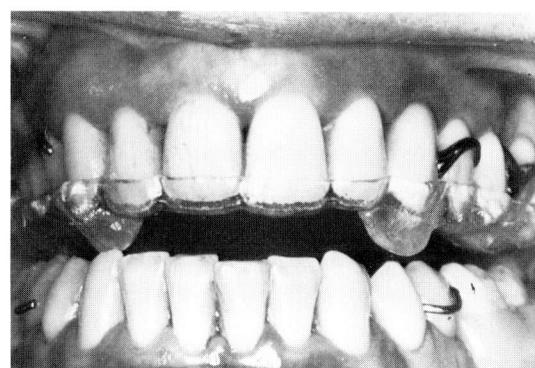

Abb. 145

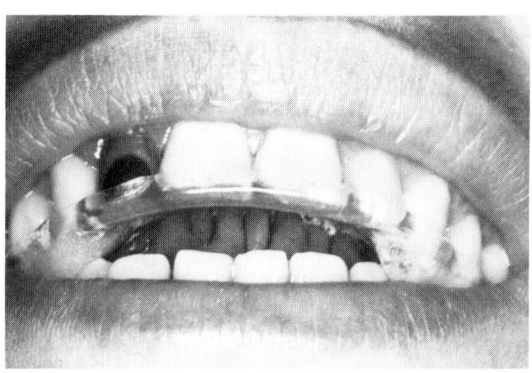

Abb. 146

2.1.6 Beispiele zur Herstellung und Inkorporation von Aufbißschienen der Gruppe 1

Tiefgezogene Oberkiefer-Aufbißschiene (1,5 mm stark) in situ vor dem Einschleifen (Abb. 144). Anschließend wird mit Hilfe von Blaupapier (Hufeisenform) so weit innerhalb der Ruhelage eingeschliffen, bis alle bukkalen Höcker der unteren Seitenzähne in der terminalen Kontaktposition Kontakt mit der Schiene haben. Meistens wird dieses Ziel nicht erreicht, da an der Stelle des Frühkontaktes die Schiene durchgeschliffen wird.

Bei empfindlichen Patienten kann die Gaumenpartie entfernt werden. Dies geht aber zu Lasten der Stabilität.

Danach wird auf die Aufbißschiene Kaltpolymerisat – an den Seitenzahnreihen und verstärkt in der Gegend der unteren Eckzähne – aufgetragen. Nach dem Aushärten wird das Kaltpolymerisat im Seitenzahngebiet bis auf die Impressionen der bukkalen Höckerspitzen zurückgeschliffen. Die Eckzahnführung wird so weit gekürzt, daß eine Disklusion im Seitenzahnbereich bei Ex- und Inkursionen von 1 bis 2 mm entsteht (Abb. 145). In der Interkuspidation soll eine Nonokklusion von ca. 30 µm zwischen unterem Eckzahn und Schiene eingeschliffen werden.

Bei myofunktionellen Störungen der Zunge kann eine obere Aufbißschiene mit Zungengitter - neben der myofunktionellen Therapie – angewendet werden (Abb. 146).

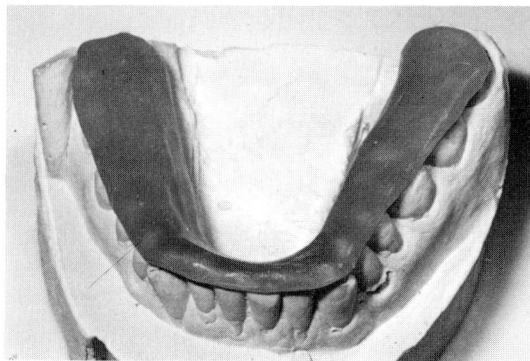

Abb. 147

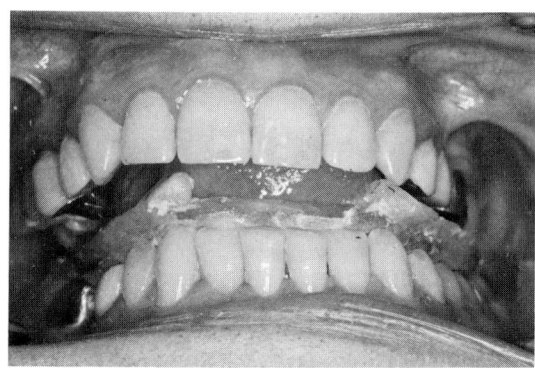

Abb. 148

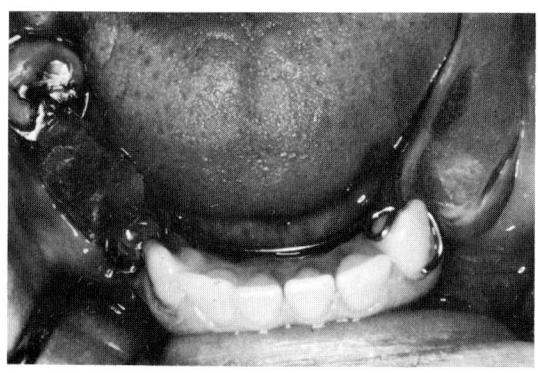

Abb. 149

Statt einer tiefgezogenen Unterkiefer-Aufbißschiene (2 mm stark) kann eine stabile Schiene aus Warmpolymerisat hergestellt werden. Die Abbildung 147 zeigt eine 2 Wachsplatten starke „Wachs-Schiene" vor dem Polymerisieren.

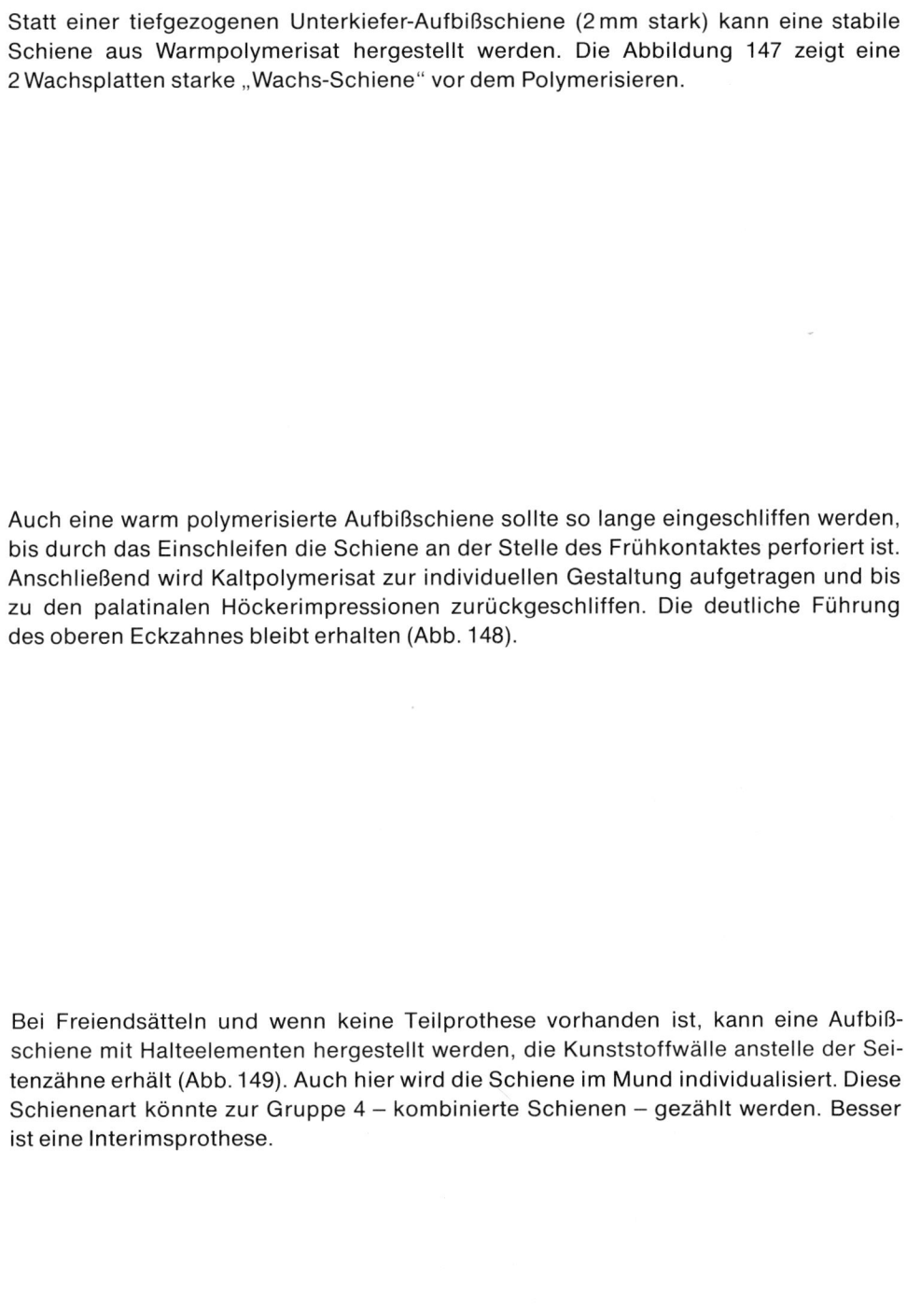

Auch eine warm polymerisierte Aufbißschiene sollte so lange eingeschliffen werden, bis durch das Einschleifen die Schiene an der Stelle des Frühkontaktes perforiert ist. Anschließend wird Kaltpolymerisat zur individuellen Gestaltung aufgetragen und bis zu den palatinalen Höckerimpressionen zurückgeschliffen. Die deutliche Führung des oberen Eckzahnes bleibt erhalten (Abb. 148).

Bei Freiendsätteln und wenn keine Teilprothese vorhanden ist, kann eine Aufbiß-schiene mit Halteelementen hergestellt werden, die Kunststoffwälle anstelle der Seitenzähne erhält (Abb. 149). Auch hier wird die Schiene im Mund individualisiert. Diese Schienenart könnte zur Gruppe 4 – kombinierte Schienen – gezählt werden. Besser ist eine Interimsprothese.

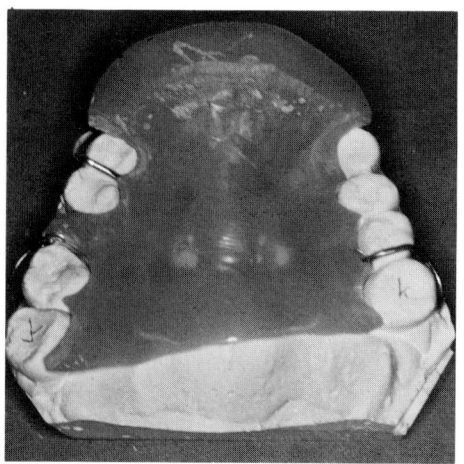

Abb. 150

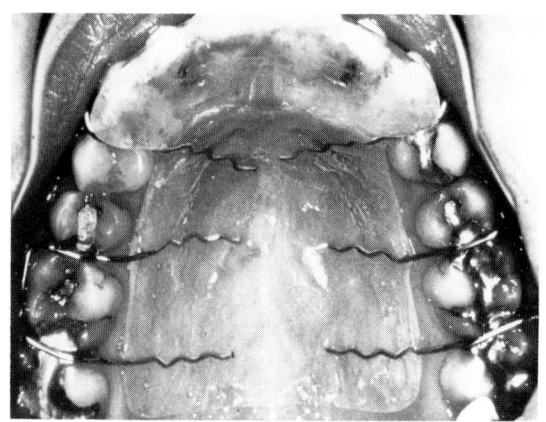

Abb. 151

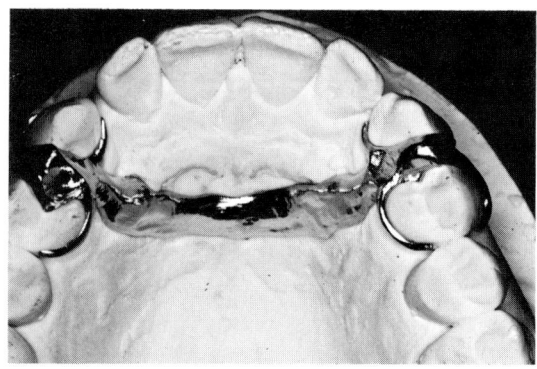

Abb. 152

2.1.7 Anwendung von Aufbißschienen der Gruppe 2

Die Abbildung 150 zeigt eine Aufbißschiene im Oberkiefer mit frontalem Plateau und Halteelementen. Nur die unteren Frontzähne haben Kontakt.

Frontale Plateauschiene mit Halteelementen in situ (Abb. 151).

2.1.8 Anwendung von Aufbißschienen der Gruppe 3

Interzeptor nach *Schulte* im Oberkiefer (Abb. 152).

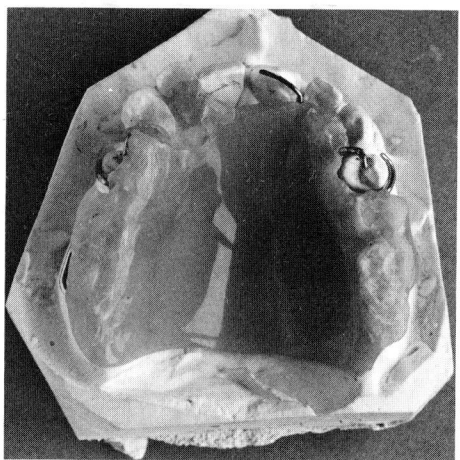

Abb. 153

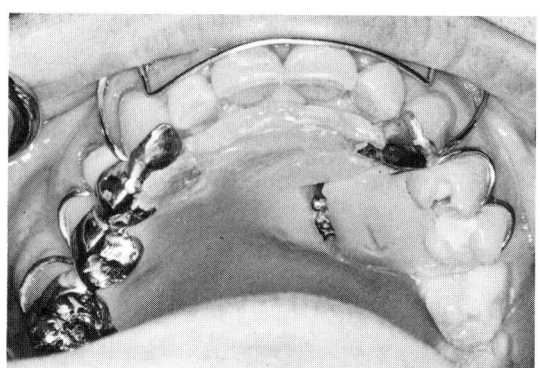

Abb. 154

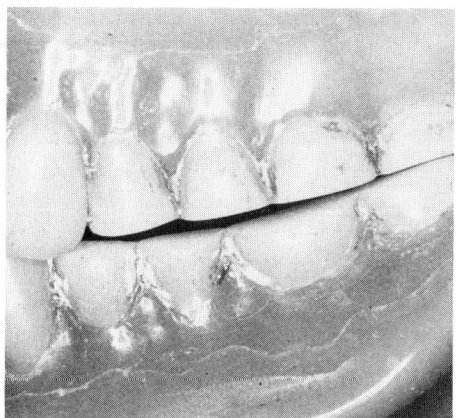

Abb. 155

2.1.9 Anwendung von Aufbißschienen der Gruppe 4

Abbildung 153 zeigt eine Aufbißschiene, kombiniert mit Ersatzzähnen und orthodontischen Elementen. An ihr sind eine Protrusionsfeder zum Überstellen des Zahnes 21 und Ersatzzähne im linken Oberkiefer angebracht, um die dentalen und muskulären Störungen zu beseitigen. Mit Kaltpolymerisat wurde die Okklusion individualisiert. Somit sind die linke posteriore Stützzone und die Eigenstabilität wiederhergestellt.

Abbildung 154 zeigt ebenfalls eine kombinierte Aufbißschiene. Der Labialbogen retrudiert die oberen Frontzähne. Die Zähne 24 und 25 werden nach palatinal geführt. Die Ersatzzähne 26 und 27 ergänzen die posteriore Stützzone. Das okklusale Relief in Metall und Kaltpolymerisat stellt die sagittale und transversale Relation her. Der Kunststoffwall dorsal der Inzisivi wurde angebracht, um die anteriore Führung bei Exkursionen zu testen.

Mittels Auftragen von Kaltpolymerisat auf die unteren Seitenzähne wird eine „Aufbiß-schienenwirkung" hergestellt. Durch wiederholtes Nachtragen aufgrund des Nachlassens der Hyperaktivität der Muskulatur werden die individuellen Relationen gefunden. Die Okklusionskontakte sollten dann über 14 Tage dieselben bleiben, um zu kontrollieren, ob die Relationen stabil bleiben. Abbildung 155 zeigt eine Vollprothese, die aufgrund der diagnostizierten Funktionsstörung wiederhergestellt werden muß. Bei über 90% aller Totalprothesenträgern sind Funktionsstörungen zu finden.
Häufig muß auch bei unilateralen oder bilateralen Freiendprothesen diese funktionelle Vorbehandlung vorgenommen werden, um Funktionsstörungen vor der definitiven Therapie zu beseitigen. Aus forensischen Gründen sollte eine Schiene über die Kiefer und den abnehmbaren Ersatz gezogen werden.

Schrifttum

Bratschko, R. O. und *F. Moser:* Die Therapie des funktionsgestörten Kiefergelenkes mit Aufbißplatten und Okklusionsschienen. Dtsch. Zahnärztl. Z. 35, 670 (1980).

Geering, A. und *N. Lang:* Die Michigan-Schiene, ein diagnostisches und therapeutisches Hilfsmittel bei Funktionsstörungen im Kausystem. Schweiz. Mschr. Zahnheilk. 88, 31 (1978).

Lotzmann, U.: Okklusionsschienen und andere Aufbißbehelfe. Neuer Merkur, München 1983.

Mahan, P. E., H. C. Lundeen and *Ch. H. Gibbs.:* Occlusion and craniofacial pain. Kursskriptum 1983.

McNamara, J.: An experimental study of bite plate therapy in adults. Am. J. Orthodont. 72, 458 (1977).

Richter, H.: Gnathologie. Gebr. Giehrl, München 1982.

Roth, R. H. und *D. A. Rolfs:* Die Repositionierungsschiene. Inf. Orthod. Kieferorthop. 13, 99 (1981).

Schubert, R. und *J. Merk:* Therapie von Myoarthropathien im akuten Stadium mit Hilfe eck- und frontzahngeführter Aufbißplatten. Eine elektromyographische Nachtschlafstudie. Dtsch. Zahnärztl. Z. 36, 107 (1981).

Schulte, W.: Die Wirkung und Indikation der Aufbißbehelfe in Abhängigkeit vom Typ der Myoarthropathie. Dtsch. Zahnärztl. Z. 35, 602 (1980).

Siebert, G.: Aufbißschiene-Okklusionsschiene in „Funktion des Kauorgans". In: Fortschritte der zahnärztlichen Prothetik und Werkstoffkunde, Bd. 1, 1980; Bd. 2, 1984; Bd. 3, 1987 (Herausg. Voss/Meiners). Hanser, München Wien.

Slavicek, R.: Gelenkdiagnostik und gezielte Initialtherapie mit Aufbißschienen im Unterkiefer. Dtsch. Zahnärztl. Z. 35, 616 (1980).

2.2   Okklusale Korrektur durch Einschleifen

Die Grundsätze der Okklusionslehre kommen sowohl bei der Adjustierung der Aufbißschiene als auch beim Einschleifen, bei der okklusalen Korrektur, zur Anwendung. Nicht jeder Frühkontakt oder jede Balanceinterferenz, die zur Funktionsstörung bzw. zur Myoarthropathie geführt haben, können sofort im Mund eliminiert werden. Nur über das kurzfristige Tragen einer Aufbißschiene können die Hyperaktivitäten der Muskulatur reduziert, die linken und rechten Muskeln koordiniert oder synchronisiert und die Kondylen repositioniert werden. Hieraus ergeben sich oft andere Relationen zwischen Ober- und Unterkiefer als zu Beginn der Behandlung.

Das *sofortige Einschleifen* der anfänglich klar diagnostizierten Balanceinterferenz würde dazu führen, daß die entfernte Zahnsubstanz später, nach der Muskelkoordination und -synchronisation, notwendig wäre und dann fehlt. Nach dem Tragen der Aufbißschiene können aber in den meisten Fällen okklusale Korrekturen im Munde vorgenommen werden; sie sollten aber zur besseren Orientierung über im Artikulator montierte Modelle geschehen.

Die *physiologische Auslenkung der Zähne* kann es mit sich bringen, daß die Zähne nach dem Einschleifen *ihre Position ändern.* Dies macht ein erneutes okklusales Korrigieren notwendig.

Ziel ist, die physiologische Okklusion, wie ab Seite 79 besprochen, zu erreichen und stabil zu erhalten.

Auch das Einschleifen führt:
1. zur Überprüfung der Diagnose,
2. zu ihrer Festigung und ist
3. auch in der Differentialdiagnose von Bedeutung.

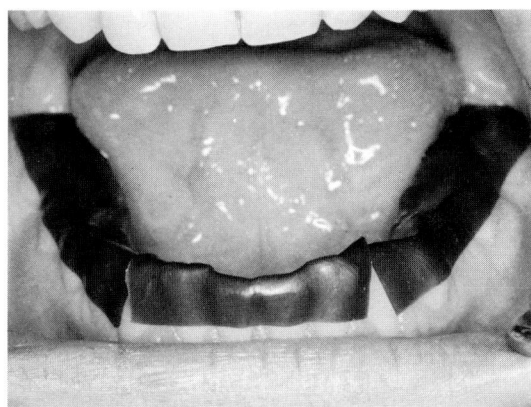

Abb. 156

2.2.1 Einschleifen im Mund

Das Ziel, eine physiologische Okklusion, sollte in der Statik, d. h. am Modell oder im Mund beim Schließen, erreicht werden. In der terminalen Kontaktposition müssen die unteren bukkalen Höcker Kontakt mit den oberen Dreieckwülsten und Randleisten zeigen; hierdurch werden die Zähne physiologisch belastet und ausgelenkt.

Darstellen der Okklusionskontakte beim Patienten:

Andrücken von Okklusionswachs über das untere okklusale Relief (Abb. 156). Den Patienten in seine terminale Kontaktposition führen, ersten Kontakt (Frühkontakt) notieren, pressen lassen und in habitueller Interkuspidation erneut Kontakte notieren. Neues Wachs auflegen und Unterkiefer in Exkursionen führen, Kontakte notieren; Inkursionskontakte durch kurzes Kauen feststellen.

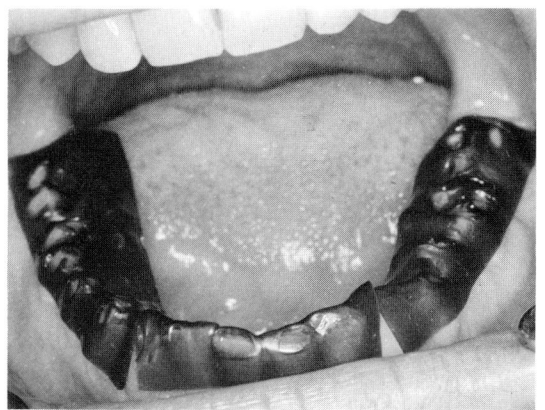

Abb. 157

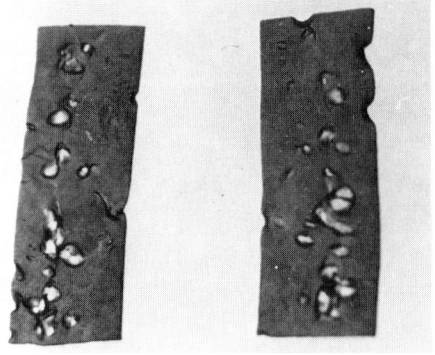

Abb. 158

In Abbildung 157 ist der Okklusionsstatus eines Patienten gezeigt. Die Kontakte an der Kronenflucht der Seitenzähne und die Kontakte der palatinalen Höcker sind *störende Kontakte*, die zu korrigieren sind. Anschließend muß die feine Okklusionskorrektur immer mit einer dünnen Indikatorfolie (Stärke ca. 10–20 μm, Breite 7 mm) kontrolliert und korrigiert werden.

Vorgehen im Munde
Aus forensischen Gründen sollte die Einwilligung des Patienten dokumentiert werden.

Modus 1. Korrigieren (Einschleifen, Subtrahieren) der Interkuspidation in terminaler Kontaktposition (regelrechte Position der Kondylen beachten).
● Künstliches Material geht vor natürlichem.
● Flächige Kontakte zu punktförmigen reduzieren.
● Höcker zuspitzen, keine Höckerspitzen beschleifen.
● Höckergrate steiler schleifen, Dreieckwülste ausmulden.
● Okklusalen Tisch verschmälern durch Korrektur der Kronenflucht.
● Keine Bißhöhe verlieren.
Ziel: Untere bukkale Höcker haben gleichmäßig und gleichzeitig Kontakt an den oberen Zähnen. „Verzahnung" steigern, um ein Gleiten zu vermeiden. Rekonturieren des okklusalen Reliefs: schöne Form führt zu guter Funktion = Harmonie. Somit wird die Tastfunktion wieder erreicht.
Modus 2. Korrigieren (Einschleifen, Subtrahieren) von Balanceinterferenzen und Arbeitsinterferenzen bei Ex- und Inkursionen.
„Fluchtwege" = transversale Furchen tiefer legen.
● Palatinale Höcker zuspitzen, Dreieckwülste ausmulden.
● Kronenflucht verstärken.
● Höcker „verlegen" durch Versteilern der Grate.
● Klare anteriore Führung herstellen durch Subtraktion der Interferenzen oder durch Addition an den anterioren Führungszähnen (Ätztechnik, Composite, Pinledge, Vollkronen).
Wann korrigieren (Einschleifen, Subtrahieren)? Wenn Molaren- oder Prämolarenfrühkontakte vorhanden sind, bis Front-Eckzahngebiet (z.B. in Angle I-Fällen) eine Nonokklusion von 30 μm hat.
Cave! Nie Korrigieren (Einschleifen, Subtrahieren), wenn bei natürlichem Material erster Kontakt zwischen den Front- und Eckzähnen oder auf der mesialen Randleiste des oberen ersten Prämolaren auftritt. Dann Addition (Aufbauen) der Seitenzähne, bis Front-Eckzahngebiet ca. 30 μm Nonokklusion hat.
Nie Korrigieren bei anterior-vertikal offenem Biß (meist balancierte Molarenokklusion).
Kreuzbiß: Gedanklich: Oberkiefer wird zum Unterkiefer, dann korrigieren.

Werden die Impressionen im Okklusionswachs gegen Licht betrachtet, sollten *leichte Impressionen nur von den bukkalen unteren Höckern* feststellbar sein (Abb. 158). Sind Impressionen an einigen Stellen durchgedrückt, so sind Frühkontakte vorhanden. Dies bezieht sich auch auf die Kontakte nach In- und Exkursionen.
Prinzip: Okklusionswachs ist nur in der Diagnostik und bei der groben okklusalen Korrektur zu verwenden!

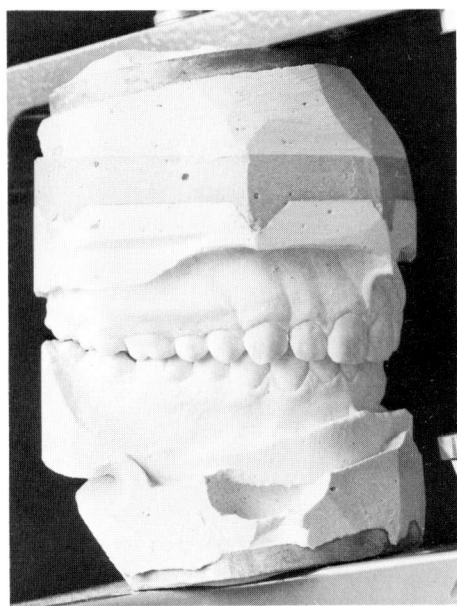

Abb. 159

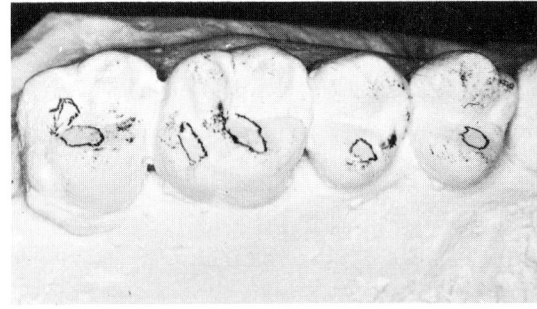

Abb. 160

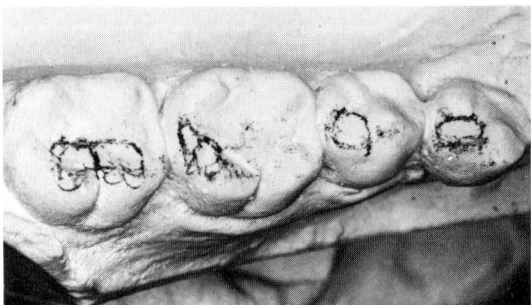

2.2.2 Einschleifen am Modell

Bei asymmetrischem Gleiten, bei unsicherer anteriorer Führung, bei unklarer Interkuspidation, bei prothetisch versorgten Gebissen, bei kieferorthopädischen Fragestellungen.

Zur Dokumentation und aus Gründen der Forensik immer zwei Modellpaare montieren: 1. Modell bleibt als Original, 2. Modell zum Einschleifen.

Auch hier sollten die Prinzipien der physiologischen Okklusion Anwendung finden. Das *Probeeinschleifen* am Modell ist dem Einschleifen im Munde vorzuziehen, weil die okklusale Situation am Modell besser betrachtet werden kann (Abb. 159). Das Ziel ist, Furchen zu vertiefen, Höcker anatomischer zu gestalten, das okklusale Relief zu remodellieren, den „okklusalen Tisch" zu verschmälern, flächige Okklusionskontakte zu punktförmigen Kontakten zu reduzieren und eine anteriore Führung ohne Balancekontakte oder Balanceinterferenzen herzustellen.

Das Einschleifen sollte in der terminalen Kontaktposition geschehen. Der Verlust der vertikalen Relation zwischen terminaler Kontaktposition und habitueller Interkuspidation kann am Inzisalstift des Artikulators kontrolliert werden (Seite 205). Die okklusalen Korrekturen werden dann vom Modell in den Mund – meist anhand einer Schleifliste – übertragen.

Korrekturen am Modell werden mit einem Skalpell vorgenommen und mit Bleistift umrandet. Damit ist das Ausmaß der Korrektur festgehalten; über den Substanzverlust der Korrektur kann nur das Gedächtnis Auskunft geben. Das Übertragen der Korrekturen in den Mund sollte deshalb sofort nach dem Einschleifen am Modell vorgenommen werden (Abb. 160).

Regel:

● Keine Höckerspitzen antasten,
● Die Interkuspidation erhöhen,
● Fluchtwege (und Einflugschneisen) klar remodellieren,
● Bei Frühkontakt im Molaren- oder Prämolarenbereich: einschleifen,
● Bei Frühkontakt im Frontzahnbereich: nicht einschleifen, sondern Seitenzähne aufbauen (rehabilitieren); Ausnahme: künstliches Material einschleifen!
● Sagittales und transversales Gleiten verhindern,
● Nie unter die vertikale Relation der habituellen Interkuspidation gehen (Inzisalstift beachten),
● Künstliches Material geht vor natürlichem!

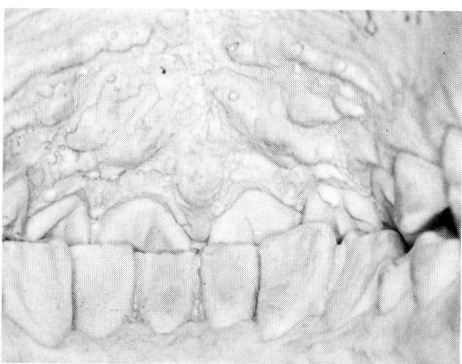

Abb. 161

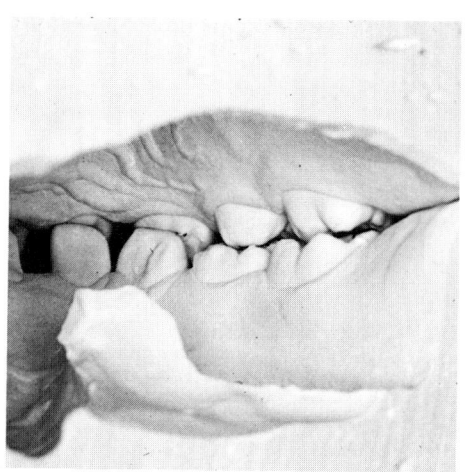

Abb. 162

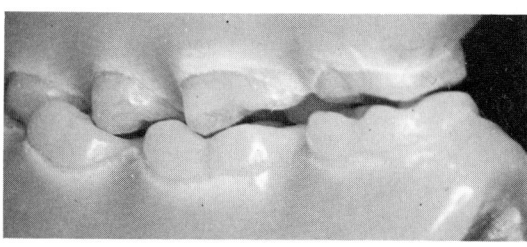

Abb. 163

Die Inspektion der Antagonistenbeziehungen zueinander am Modell von lingual ist äußerst wichtig (Abb. 161). Entsprechend dem Okklusionskonzept kann entschieden werden, wie einzuschleifen ist.

Auch im Milchgebiß sind die Kontaktverhältnisse von lingual zu überprüfen (Abb. 162).

Abbildung 163 zeigt eine unphysiologische linguale Höcker-Furchenbeziehung (sog. Kopfbiß) bei einer Vollprothese. Hier müßte die palatinale (linguale) Kronenflucht der oberen Molaren korrigiert werden.

Im folgenden werden die Regeln zum Einschleifen (Korrigieren, Subtrahieren) einer Vollprothese (OK- und UK-Totalprothese) in der terminalen Kontaktposition im Artikulator erwähnt, die zur Balancierung führen:

1. Die oberen bukkalen Höcker spitzer zuschleifen („Haifischzähne").
2. Auf der Laterotrusionsseite im Unterkiefer die Fluchtwege für die oberen bukkalen Höcker einschleifen; gleichzeitig die oberen palatinalen Höcker auf der Mediotrusionsseite (Balanceseite) kürzen, bis beide Seitenzahnreihen balancieren.
3. Die Protrusion bis zur Balancierung einschleifen. Entsprechend der Ästhetik die obere oder untere Front bei Bedarf kürzen. Kronenfluchten verstärken.
4. Die Höckerkontakte in der Interkuspidation mit Folie (Stärke 10−20 μm, Breite 7 mm) herstellen.
5. Morphologie des okklusalen Reliefs verbessern.

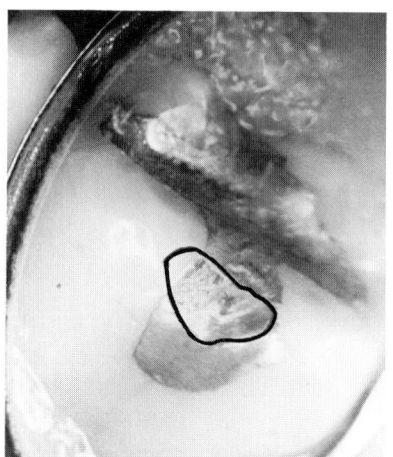

Abb. 164

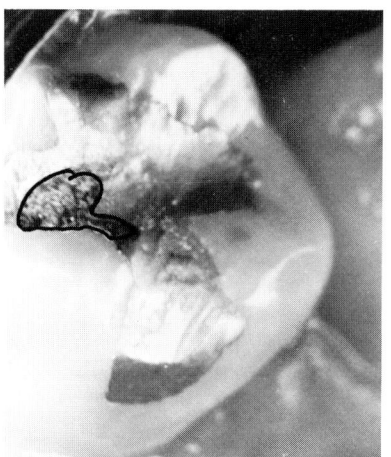

Abb. 165

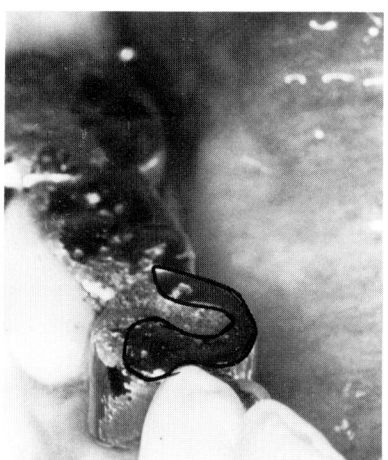

Abb. 166

Beispiele zur okklusalen Korrektur im bleibenden Gebiß

Die okklusale Korrektur wird durch Entfernen des bukkalen Fehlkontaktes vorgenommen. Hierbei werden die Kronenflucht und die bukkale Furche verstärkt (Abb. 164).
Ziel: kein Kontakt auf der Kronenflucht (kontaktfreie Zone)!
Grundsatz: erst am künstlichen Material, dann am natürlichen Material korrigieren!

Okklusales Relief korrigieren, große Schliffacette reduzieren (Abb. 165).
Ziel: nur die bukkalen unteren Höcker haben Kontakt beim Schließen.

Hier ist die Kronenflucht und die große Schliffacette zu korrigieren (Abb. 166), was ohne Perforation der künstlichen Krone und Nachpräparation der Kronenflucht nicht zu erreichen ist. Eine Wiederherstellung der physiologischen, normalen Zahnform ist nur über einen Austausch des festsitzenden Ersatzes zu erreichen.

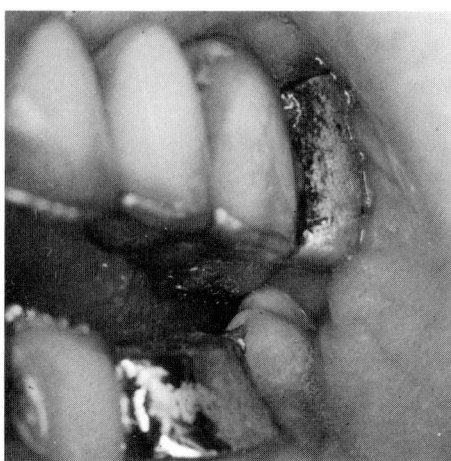

Abb. 167

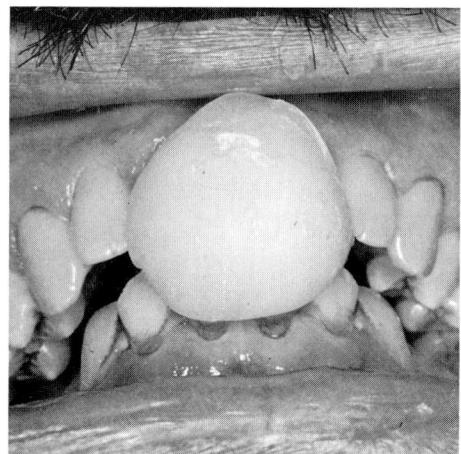

Abb. 168

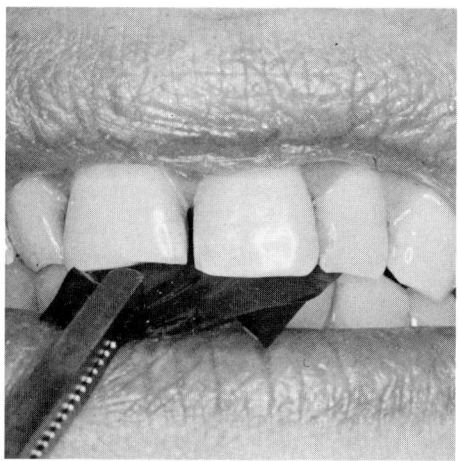

Abb. 169

Durch die Korrektur der Zahnform wird die Balanceinterferenz eliminiert: obere Höcker anatomischer gestalten, disto-bukkale Furche durch Vertiefen korrigieren (Abb. 167)! Damit kann der medio-bukkale Höcker etwas ventral „wandern".

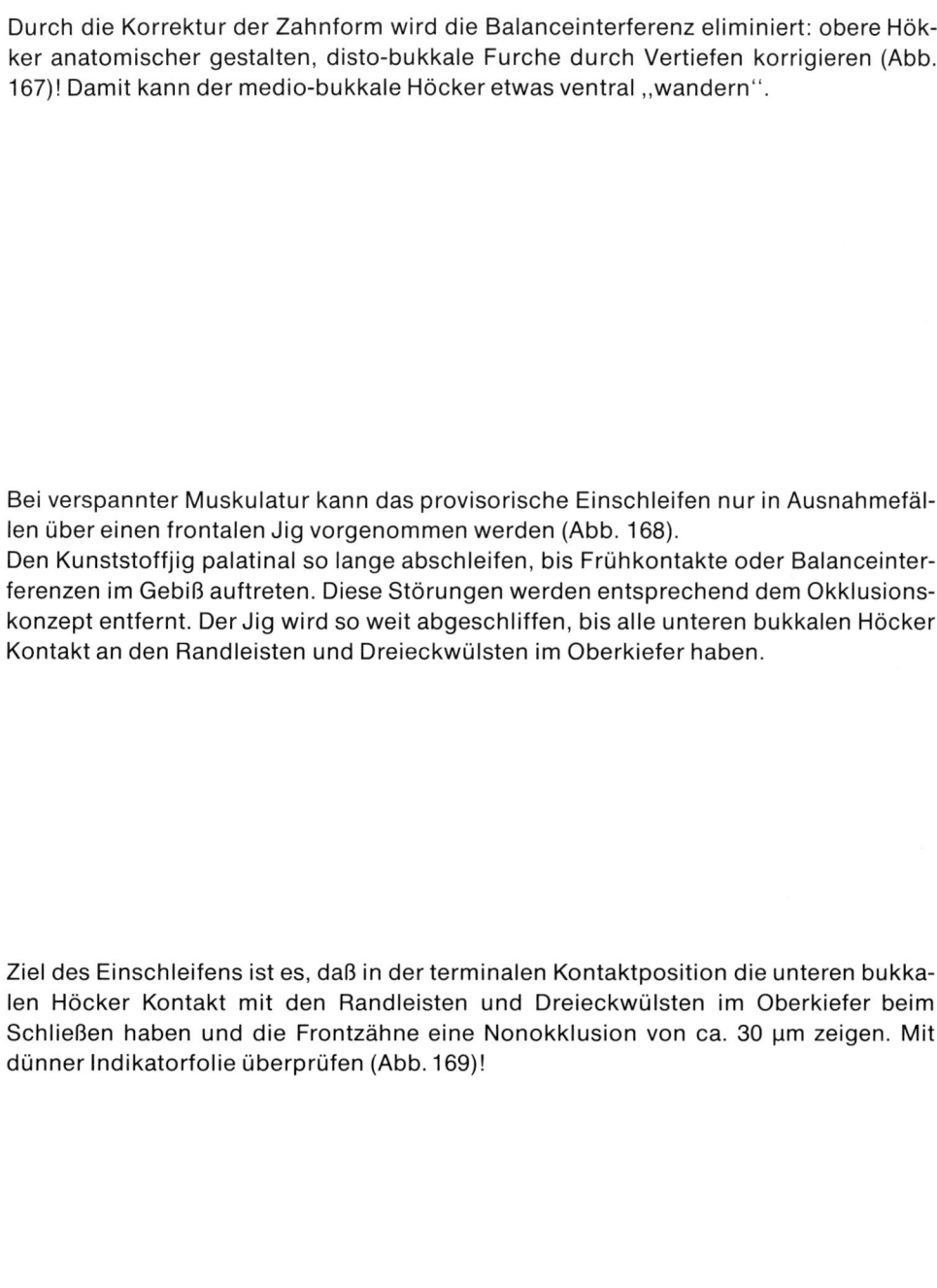

Bei verspannter Muskulatur kann das provisorische Einschleifen nur in Ausnahmefällen über einen frontalen Jig vorgenommen werden (Abb. 168).
Den Kunststoffjig palatinal so lange abschleifen, bis Frühkontakte oder Balanceinterferenzen im Gebiß auftreten. Diese Störungen werden entsprechend dem Okklusionskonzept entfernt. Der Jig wird so weit abgeschliffen, bis alle unteren bukkalen Höcker Kontakt an den Randleisten und Dreieckwülsten im Oberkiefer haben.

Ziel des Einschleifens ist es, daß in der terminalen Kontaktposition die unteren bukkalen Höcker Kontakt mit den Randleisten und Dreieckwülsten im Oberkiefer beim Schließen haben und die Frontzähne eine Nonokklusion von ca. 30 µm zeigen. Mit dünner Indikatorfolie überprüfen (Abb. 169)!

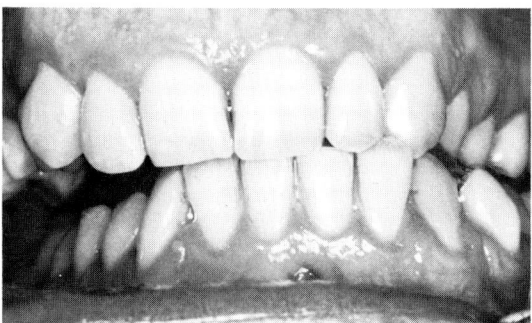

Abb. 170

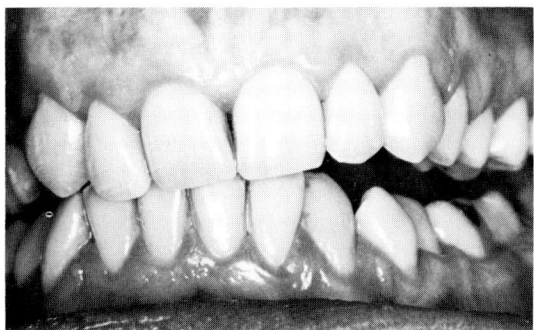

Abb. 171

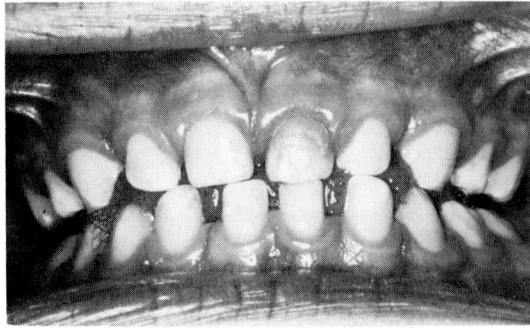

Abb. 172

2.2.3 Überprüfen der Okklusion in der Dynamik

Die anteriore Führung sollte die Seitenzähne zu einer Disklusion von mindestens 1 mm bringen. Bei der linken Lateralbewegung dürfen keine Kontakte auf der Mediotrusionsseite (Balanceseite) feststellbar sein. Auf der Laterotrusionsseite muß die Eckzahnführung oder die eckzahngeschützte anteriore Gruppenführung ohne weitere Kontakte erzielt werden (Abb. 170).

Die rechte Lateralbewegung wird ebenfalls überprüft (Abb. 171).

Auch im Milchgebiß sollte eine Disklusion ohne störende Kontakte bestehen. Hier wird bei der Protrusion eine Disklusion im Molarengebiet von mindestens 1 mm erreicht (Abb. 172).

Schrifttum

Diedrich, P. und *R. Mutschelknauss:* Untersuchungen über das Einschleifen nach Lauritzen im Artikulator und im Munde des Patienten. Dtsch. zahnärztl. Z. 30, 189 (1975).

Moozeh, M. B., S. R. Suit and *N. F. Bissida:* Tooth mobility measurements following two methods of eliminating nonworking side occlusal interferences. J. clin. periodontol. 8, 424 (1981).

Motsch, A.: Funktionsorientierte Einschleiftechnik für das natürliche Gebiß. Hanser Verlag, München 1978.

Sauer, G.: Auswirkungen des Einschleifens von totalem Zahnersatz. Zahnärztl. Welt 86, 211 (1977).

Siebert, G. K. und *N. Reuling:* Die Funktion des Kauorgans. In: Fortschritte der zahnärztlichen Prothetik und Werkstoffkunde, Bd. 3 (Herausg. Voss/Meiners). Hanser, München 1987

Yeager, J.: Mandibular path in the grinding phase of mastication – A review. J. Prosth. Dent. 39, 569 (1978).

2.3 Kiefergelenk-Radiologie

Überarbeitet von Dr. N. Reuling

Die Kiefergelenk-Radiologie ist neben dem klinischen und instrumentellen Funktionsstatus ein bedeutsamer Bestandteil jeder umfassenden Diagnostik und Therapie funktioneller Erkrankungen des Kausystems. In allen Gebieten der Zahn-, Mund- und Kieferheilkunde sollte sie als Hilfsmittel in der Diagnostik und Therapie eingesetzt werden, z.B. um Kondylenverlagerungen im Zusammenhang mit der habituellen Interkuspidation erkennen zu können. Bei Allgemein- oder Systemerkrankungen stehen die skelettalen Formveränderungen oder auch Remodellierungen im Vordergrund.

Die *Indikation* zur röntgenologischen Darstellung des Kiefergelenks muß jedoch immer zwischen der notwendigen Strahlenbelastung und der diagnostischen Bedeutung bzw. der therapeutischen Relevanz abgewogen werden.

Die röntgenologisch-topographische Anatomie des Kiefergelenks sowie die inter- und intraindividuelle Formvariabilität erklären die auftretenden Schwierigkeiten bei der Anfertigung und Interpretation von Kiefergelenk-Röntgenbildern in der zahnärztlichen Praxis. Um das Gelenk röntgenologisch isoliert darzustellen, muß es aus dem umgebenden Knochengewebe herausprojiziert werden. Da die Röntgenaufnahme des Kiefergelenks immer eine zweidimensionale Summationsaufnahme ist, muß angegeben werden, auf welche der drei Raumebenen das Gelenk projiziert werden soll:

1. Projektion auf die Sagittalebene,
2. Projektion auf die Frontalebene,
3. Projektion auf die Horizontalebene.

Unter Berücksichtigung der Röntgenverordnung sind Kiefergelenk-Röntgenaufnahmen in der zahnärztlichen Praxis mit einem 60 kV-Röntgengerät durchaus möglich; hierbei liegt die Strahlenbelastung bei einer transkraniellen schräglateralen Summationsaufnahme bei 375 mR. Im Vergleich dazu beträgt die Strahlenbelastung bei einem Röntgenstatus der Zähne mit 11 Zahnfilmaufnahmen etwa 5000 mR.

Bei allen Röntgenaufnahmen setzen das Differenzierungsvermögen des menschlichen Auges, die normale Bildunschärfe sowie Unregelmäßigkeiten der Expositionszeit und Entwicklung dem Aussagewert Grenzen. Nach bisherigen klinischen Erfahrungen können Gelenkpositionen in sagittaler Richtung ab etwa 0,5 mm vom unbewaffneten Auge mit hinreichender Sicherheit erkannt werden.

Da für die röntgenologische Darstellung des Kiefergelenkes inzwischen eine fast unüberblickbare Zahl unterschiedlicher Methoden und Techniken bekannt ist, soll im folgenden versucht werden, einen Überblick über die gebräuchlichsten Darstellungsverfahren zu geben.

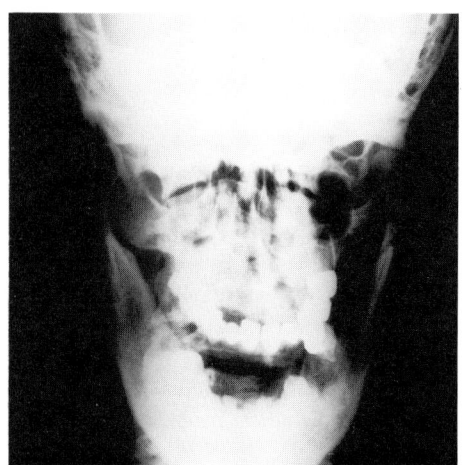

Abb. 173

2.3.1 Schädelübersichtsaufnahmen

2.3.1.1 Axiale submento-vertikale Projektionsrichtung (Clementschitsch- oder Runström-IV-Aufnahme)

Röntgenaufnahmen dieser Art werden senkrecht zur Camperschen Ebene angefertigt. Hierbei werden die Kiefergelenke von kaudal abgebildet. Die diagnostischen Möglichkeiten bzw. Indikationen dieser Aufnahmetechnik liegen in:
a) der Beurteilung der räumlichen Beziehung von Kondylus und medialer Fossa temporalis,
b) der Messung des Kondylarachsenwinkels zur Sagittalebene für eine individualisierte transkranielle Summationsröntgenaufnahme,
c) der Beurteilung traumatisch bzw. kieferorthopädisch-kieferchirurgisch bedingter Positionsveränderungen der Kondylen.

2.3.1.2 Posterior-anteriore Projektionsrichtung (z. B. Clementschitsch), auch frontale Fernröntgenaufnahme genannt (Abb. 173)

Hierbei handelt es sich um eine Übersichtsaufnahme im sagittalen Strahlengang, die in posterior-anteriorer Richtung angefertigt wird. Bei dieser Aufnahme wird durch den weit geöffneten Mund eine Freiprojektion der Kondylen von Überlagerungen der Schädelbasis erreicht. Auf Röntgenaufnahmen dieser Art sind folgende Kiefergelenkanteile erkennbar:
a) die kaudalen Anteile der Tubercula articularia,
b) die beiden unterhalb der Tubercula stehenden Kondylen,
c) beide Collum mandibulae.

Die Indikationen dieser Röntgenaufnahmetechnik liegen in der Diagnostik von Frakturen, Tumoren und Mißbildungen der Kiefergelenkregion. Die Aufnahmetechnik ist nicht geeignet zur Diagnostik funktioneller Erkrankungen des Kiefergelenkes, da weder knöchern-morphologische Feinstrukturen erkennbar sind, noch eine Positionsbeurteilung der Kondylus-Fossa-Relation möglich ist.
Die Aufnahme kann zur Messung des Kondylarachsenwinkels zur Sagittalebene für eine individualisierte transkranielle Summationsaufnahme herangezogen werden.
Die frontale Fernröntgenaufnahme kann über bestimmte Auswertungsverfahren Hinweise auf funktionelle Störungen liefern.

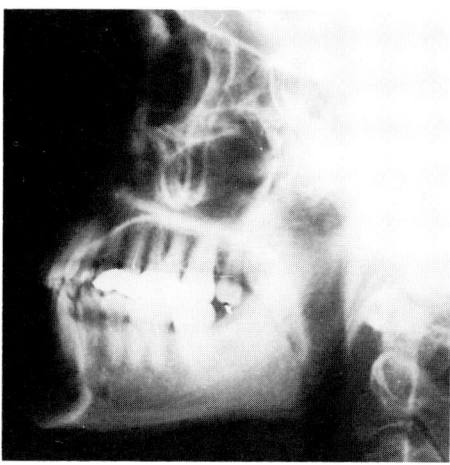

Abb. 174

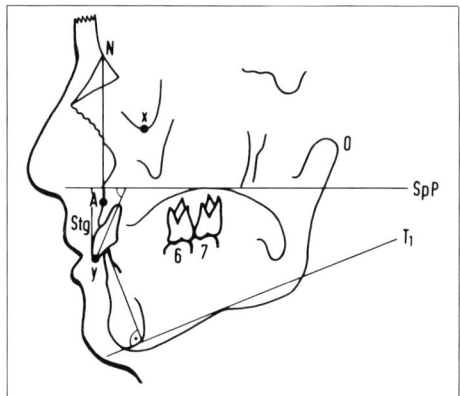

Abb. 175

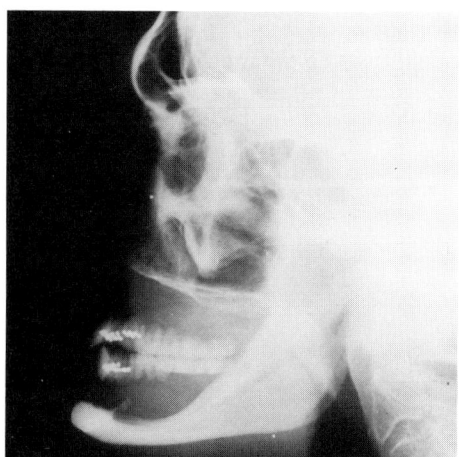

Abb. 176

2.3.1.3 Laterale Projektionsrichtung: Fernröntgenaufnahme

Bei dieser Technik werden die gesamten anatomischen Strukturen des Schädels zweidimensional „summiert". Die Fernröntgenaufnahme bietet die Möglichkeit, die Beziehung zwischen Kondylus und Fossa articularis sowie zur habituellen Interkuspidation auszuwerten.

Fernröntgenaufnahmen sind auch geeignet, mit Hilfe von bestimmten kieferorthopädischen Auswertungsverfahren Inkongruenzen im stomatognathen System aufzufinden. Solche Informationen sind in der Diagnostik funktioneller Erkrankungen des Kausystems oft wertvoll.

Die Abbildung 174 zeigt die laterale Fernröntgenaufnahme eines bezahnten Patienten.

Laterale Fernröntgenaufnahmen ermöglichen Angaben z. B. über:
● die Lage der Okklusionsebene,
● die Stellung der oberen Frontzähne,
● die Bißlage,
● den Gesichtstyp,
● die Resorption der knöchernen Alveolarfortsätze,
● die Kongruenz bzw. Inkongruenz zwischen sagittaler Kondylenbahnneigung und Frontzahnführung.

Abbildung 175 zeigt eine laterale Aufnahme mit Durchzeichnung. SpP – Spina nasalis-Ebene; Stg – Steiner-Gerade (Stellung der oberen Front); T_1 – Mandibular-Ebene; Beziehung der Lage der Steiner-Geraden zum A-Punkt und Winkel zwischen den unteren Frontzähnen und T_1. Die Verbindung zwischen unterer Frontzahninzisalkante und zweiten Molaren ergibt die Okklusionsebene, die nicht eingezeichnet ist.

Mit Hilfe der Durchzeichnung aus Abbildung 175 und ihrer Auswertung können obere und untere Totalprothesen überprüft werden. Hier stehen die Frontzähne zu weit ventral (Abb. 176).

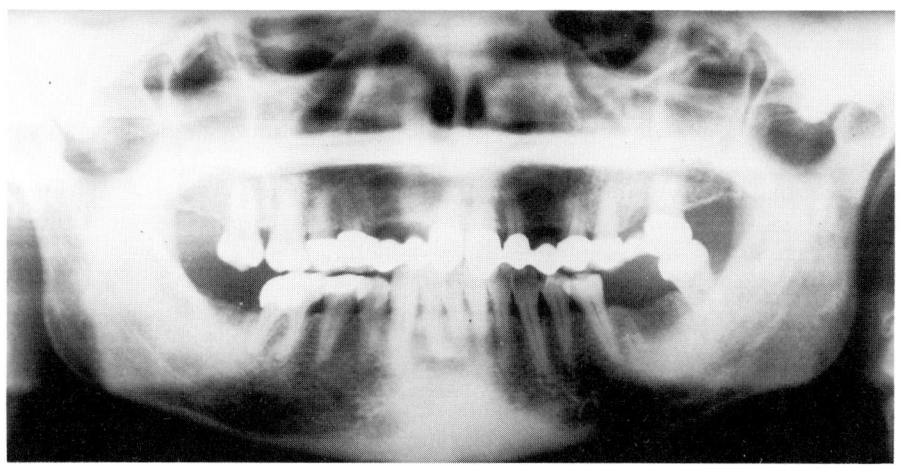

Abb. 177

2.3.2 Orthopantomogramm — Panorama-Schichtaufnahme

Beim Orthopantomogramm (Orthopan-Aufnahme) werden die anatomischen Strukturen in einer bestimmten Schichtdicke, z. B. 15 mm, „summiert". Eine solche Aufnahme hat meistens nur geringen Aussagewert für die Befunderhebung der Kiefergelenke. Bei genügender Freiprojektion der Kiefergelenkstrukturen sind aber gewisse Aussagen möglich hinsichtlich:

1. Morphologie des Kondylus,
2. Frakturen,
3. pathologischer Veränderungen der knöchernen Gewebe.

Die Aufnahmetechnik ist für funktionell-diagnostische Fragestellungen völlig ungeeignet und erlaubt vor allem keinerlei Aussage zur Lagebeziehung bzw. zu Fehlpositionierungen des Kondylus zur Fossa articularis.

Abbildung 177 zeigt als Beispiel ein Orthopantomogramm, aus welchem keine Befunderhebung bezüglich der Position des Kondylus zur Fossa glenoidalis möglich ist, wohl aber gewisse Anhaltspunkte, z. B. gekippter Zahn oder Elongation eines Zahnes; sie können Hinweise auf mögliche Funktionsstörungen sein.

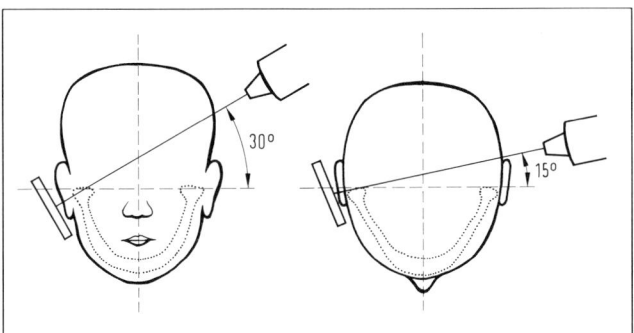

Abb. 178

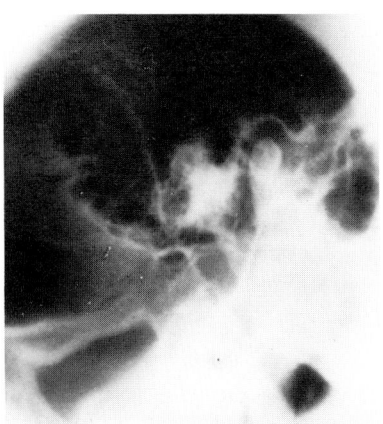

Abb. 179

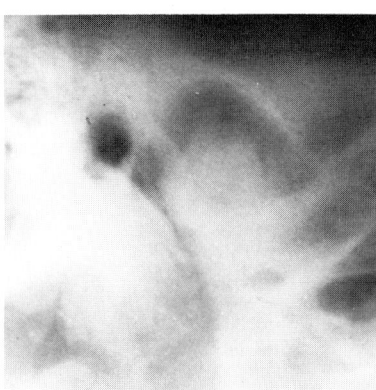

Abb. 180

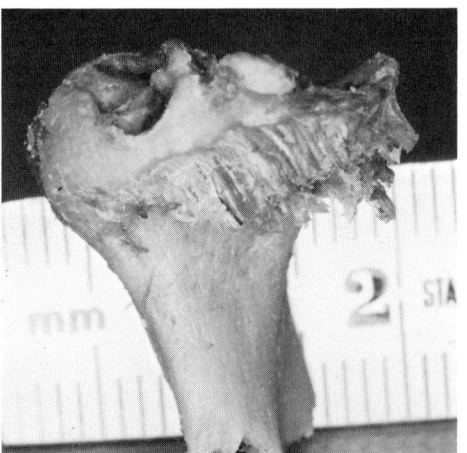

Abb. 181

2.3.3 Kiefergelenk-Röntgenaufnahme

2.3.3.1 Transkranielle schräglaterale Summations-Röntgenaufnahme

Diese Röntgenaufnahmetechnik zur Darstellung der Kiefergelenke in ihrer Längsachse ist die konventionell-radiologische Standardprojektion.

Die hier am häufigsten benutzte Technik ist die Aufnahme nach *Lindblom,* modifiziert nach *Schüller.* Bei dieser Aufnahme durchdringen die Strahlen zunächst das filmferne Os parietale und gelangen von dort, den Schädel schräg von oben durchsetzend, über die Sella turcica zum Boden der filmnahen mittleren Schädelgrube, an deren Unterseite das Kiefergelenk eingelagert ist. Bei dieser schräglateralen oder transkranialen Aufnahme gelingt es meist nicht, das Kiefergelenk von der Pyramidenspitze freizuprojizieren, weil deren Schatten bandförmig schräg über der Abbildung des Kieferköpfchens liegt und die Beurteilung erschwert.

Das Schema der Einstellung (Abb. 178) zeigt den Strahlengang bei der Projektion nach *Schüller.* Hierbei befinden sich die Zähne in Okklusion:

15 bis 30° kranial exzentrisch,

0 bis 15° dorsal exzentrisch und

0 bis 15° nasal exzentrisch.

Einstellung nach skelettalen Merkmalen:

dolichofazial		brachyfazial
25°	kranial exzentrisch	18°
15°	dorsal exzentrisch	15°

Eine wirkliche Erweiterung dieses Kiefergelenk-Röntgenverfahrens liegt in der Verwendung spezieller Einstellbögen, sog. Kraniostaten oder Kephalostaten (z. B. Graf-Bogen, Hanel-Bogen). Hierdurch kann eine annähernd reproduzierbare Einstellung des Zentralstrahles und damit eine Vergleichbarkeit von Summationsröntgenaufnahmen des Kiefergelenkes erreicht werden.

Die Abbildung 179 zeigt eine schräglaterale oder transkranielle Summationsaufnahme in der Projektion nach *Schüller.* Hier kann von einem physiologischen Zustand des Kiefergelenks gesprochen werden. Die Zähne befinden sich in der terminalen Kontaktposition. Die Aufnahme ist nicht reproduzierbar.

Diese Aufnahme nach *Schüller* (Abb. 180) läßt pathologische Veränderungen des Kondylus erkennen. Im kranialen Teil des Kondylus ist die Kompakta unterbrochen und eine regressive Remodellierung vorhanden.

Abbildung 181 zeigt einen regressiv remodellierten Kondylus als Sektionspräparat (links = dorsal) zum Vergleich mit der Röntgenaufnahme. Am häufigsten werden die regressiven Remodellierungen im lateralen Anteil des Kondylus und der Fossa gefunden, was auf eine mechanische Schädigung durch Balanceinterferenzen oder exzentrische Spielstellungen hindeutet.

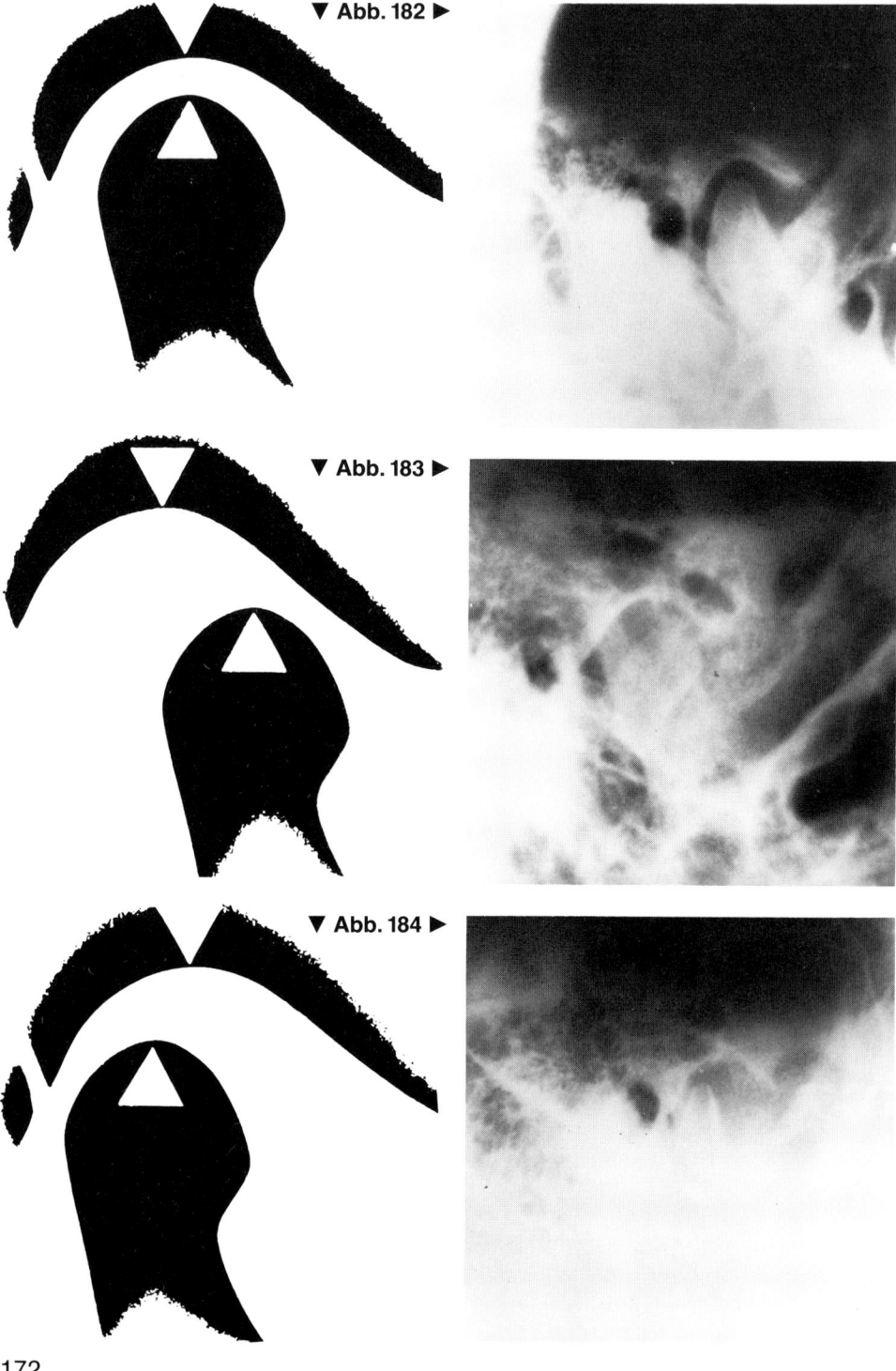

▼ Abb. 182 ▶

▼ Abb. 183 ▶

▼ Abb. 184 ▶

Neben morphologisch-pathologischen Veränderungen der knöchernen Anteile des Kiefergelenkes besitzt die Lagebeziehung zwischen Kondylus und Fossa articularis stets im Zusammenhang mit der jeweilig zu definierenden Okklusionsposition (IKP, IOP, IP, TKP, RP) sowohl für funktionsdiagnostische als auch für funktionstherapeutische und prothetische Zwecke eine besondere Bedeutung. Im folgenden soll, aufbauend auf den schematischen Darstellungen (nach *Gerber*) der Beziehung zwischen Kondylus und Fossa articularis, versucht werden, eine vereinfachte Übersicht über mögliche kondyläre Verlagerungen und damit korrespondierende röntgenologische Darstellungen im Summationsröntgenbild zu geben.

Die schematische Darstellung (nach *Gerber*) der Beziehung zwischen Kondylus und Fossa glenoidalis, die physiologische Lage in der terminalen Scharnierachsenposition (centric relation) oder „Zenit-Lage" des Kondylus (Abb. 182), wird der Schüller-Aufnahme gegenübergestellt.

Definition: Die Kondylen müssen kranial und dorsal sowie nicht seitenverschoben stehen.

Die *Ventrallage* des Kondylus in der habituellen Interkuspidation (Abb. 183) kann beim Doppelbiß gefunden werden.

Die *Dorsallage* des Kondylus in der habituellen Interkuspidation (Abb. 184) kann beim genuinen Deckbiß (mit Einbruch der posterioren vertikalen Stützzonen) gefunden werden.

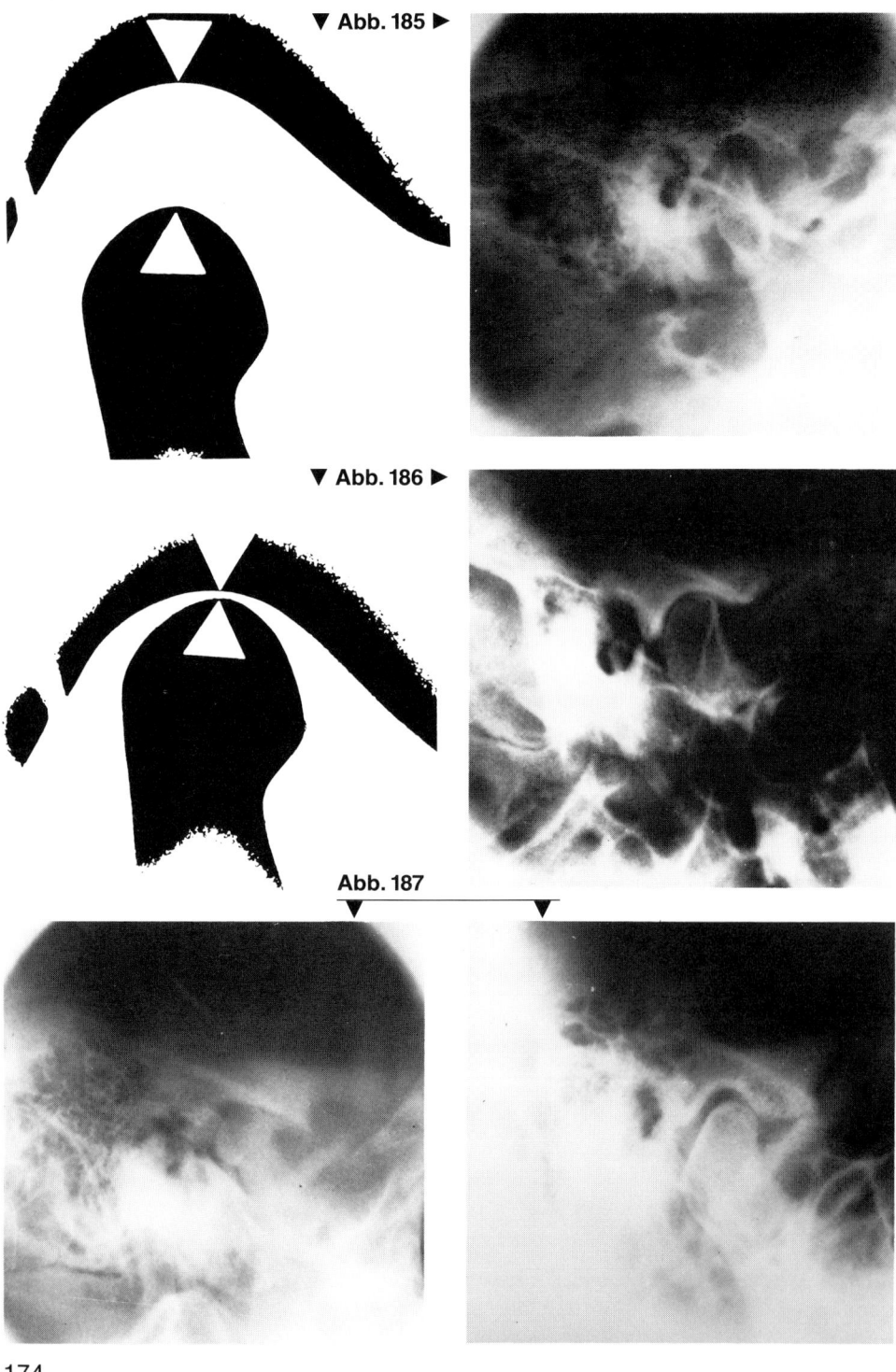

▼ Abb. 185 ▶

▼ Abb. 186 ▶

Abb. 187

Die *Kaudallage* des Kondylus in der habituellen Interkuspidation (Abb. 185). Diese Distraktion kann bei posteriorer Hyperokklusion angetroffen werden.
Hier muß der klinische Resilienztest zum Vergleich herangezogen werden.

Die *Kraniallage* des Kondylus in der habituellen Interkuspidation (Abb. 186) kann man oft bei posteriorer Nonokklusion finden. Auch hier muß der klinische Resilienztest zum Vergleich herangezogen werden.

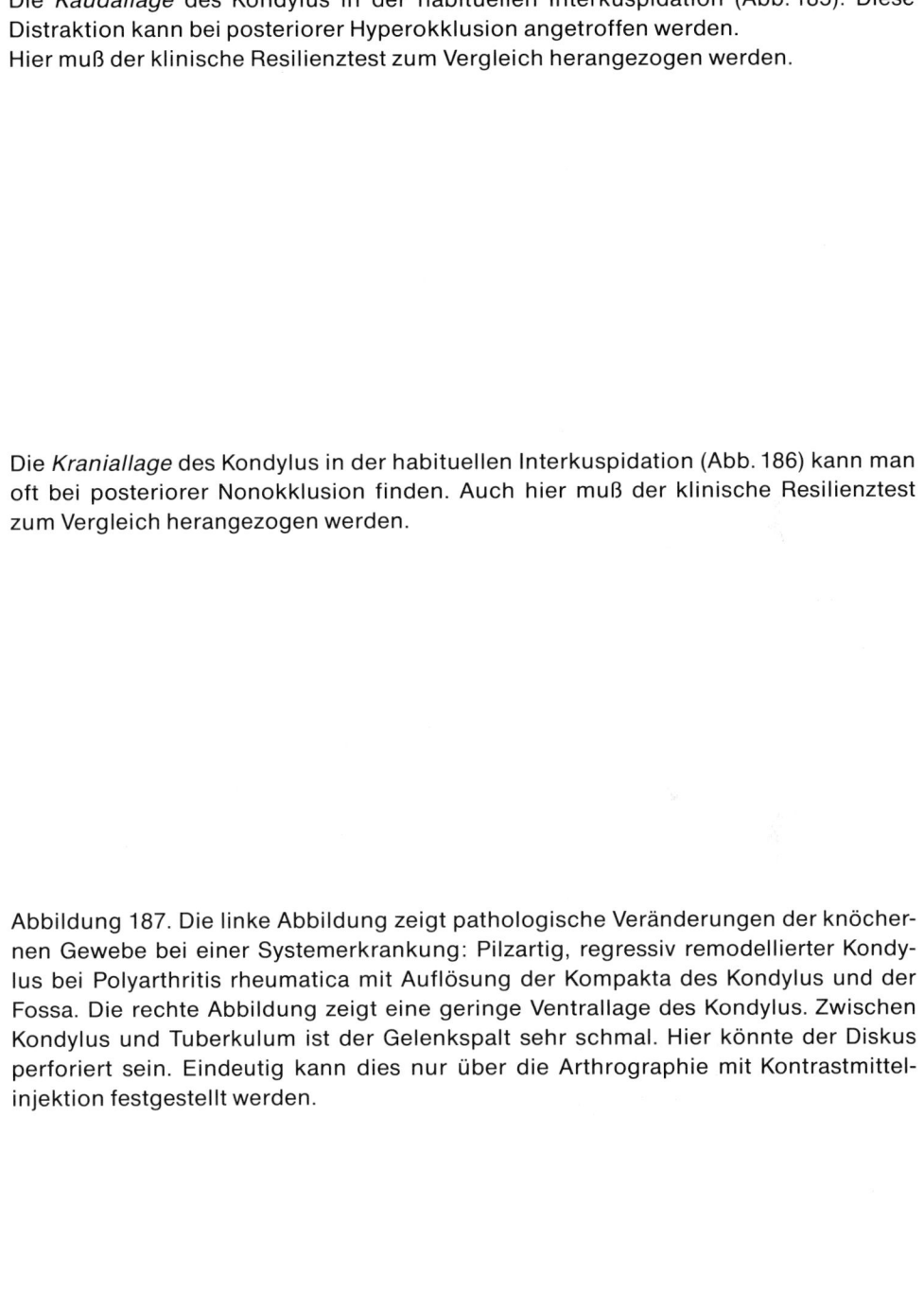

Abbildung 187. Die linke Abbildung zeigt pathologische Veränderungen der knöchernen Gewebe bei einer Systemerkrankung: Pilzartig, regressiv remodellierter Kondylus bei Polyarthritis rheumatica mit Auflösung der Kompakta des Kondylus und der Fossa. Die rechte Abbildung zeigt eine geringe Ventrallage des Kondylus. Zwischen Kondylus und Tuberkulum ist der Gelenkspalt sehr schmal. Hier könnte der Diskus perforiert sein. Eindeutig kann dies nur über die Arthrographie mit Kontrastmittelinjektion festgestellt werden.

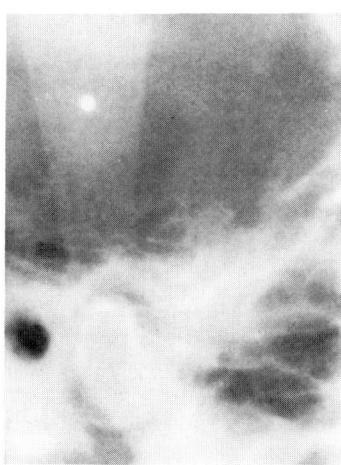

Abb. 188

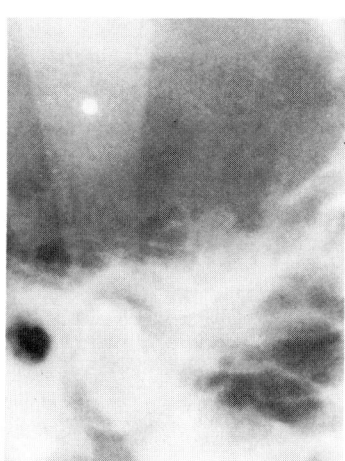

Abb. 189

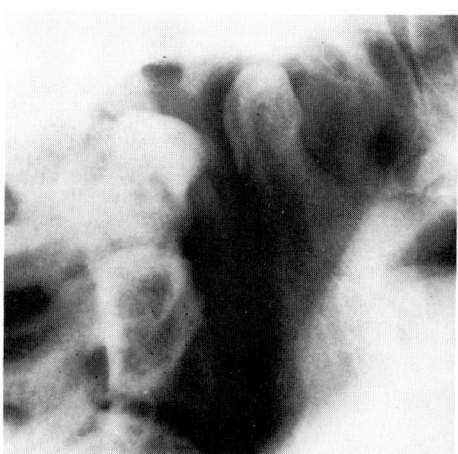

Abb. 190

Trotz der Kontroversen über den Aussagewert transkranieller schräglateraler Aufnahmen für die Lagebeziehung zwischen Kondylus und Fossa glenoidalis (Fossa articularis) kann eine Übereinstimmung von etwa 80% zwischen der anhand der Schüller-Aufnahmen diagnostizierten Kondylusverlagerung in sagittaler Richtung und der effektiven Diagnose gefunden werden. So ist es verständlich, daß von den vielen Röntgenmethoden für Aufnahmen des Kiefergelenks die Schüller-Aufnahme die weiteste Verbreitung gefunden hat. Bei etwa 20% der Aufnahmen sind jedoch keine Aussagen möglich.

Eigentlich müßten reproduzierbare Aufnahmen vorhanden sein, um die Beurteilung der Lagebeziehung metrisch vornehmen zu können, wie dies in der rehabilitierenden Zahnheilkunde immer wieder gefordert wird. Mit Hilfe von Röntgenbögen als Einstellgeräte (C-Bogen nach *Graf*, Bogen nach *Hanel*) wird versucht, diese Aufnahmen zu erhalten. Um eine individuelle, der Neigung der Kondylen entsprechende schräglaterale Aufnahme zu erhalten, müssen zuerst die Winkelwerte der p.a.-Aufnahme nach *Clementschitsch* bei geöffnetem Mund und die Winkelwerte der submentovertikalen Aufnahme nach *Clementschitsch*, bezogen auf die Sagittalebene, verwendet werden. Mit einem modifizierten Kephalostaten ist es dann möglich – nach vorheriger Festlegung der Achse-Infraorbitalebene –, die Winkel der Kondylenachsen festzulegen. Aufgrund dieser gefundenen individuellen Winkelwerte kann eine individuelle schräglaterale Röntgenaufnahme hergestellt werden.

Die Abbildung 188 zeigt eine nach individuellen Winkelwerten eingestellte transkranielle schräglaterale Aufnahme eines Kiefergelenks, die Abbildung 189 zeigt die reproduzierte Aufnahme. Somit sind beide Aufnahmen identisch, und jetzt erst können weitere Aussagen über das Kiefergelenk gemacht werden. Die weißen Punkte rühren von Bleikugeln im Kephalostaten zur Überprüfung der Reproduzierbarkeit her. *Technische Daten:* Film 9 × 12 cm, Cronex 2 Blue Base mit Saphir Universalfolie. Geräteeinstellung: 70 KV, 7 mA und 0,5 s mit Kurztubus.

Unter Berücksichtigung aller bekannten Nachteile und Interpretationsschwierigkeiten von transkraniellen schräglateralen Summationsröntgenbildern der Kiefergelenke muß diese röntgenologische Untersuchungstechnik als das für die zahnärztliche Praxis im Hinblick auf eine orientierende, röntgenologische Diagnostik geeignetste Verfahren empfohlen werden.

Um die Konfiguration des Kondylus und des Tuberkulums in der Struktur klarer beurteilen zu können, wird bei geöffnetem Mund eine Aufnahme in der Projektion nach *Parma* hergestellt. Auch zur Dokumentation der Translationsmöglichkeit des Unterkiefers oder der Bewegungskapazität des Kondylus kann diese Aufnahme angefertigt werden.

Abbildung 190 zeigt einen regressiv remodellierten Kondylus. Der Abstand zwischen Kondylus und Tuberkulum weist auf eine geringe physiologische Stärke des Diskus hin.

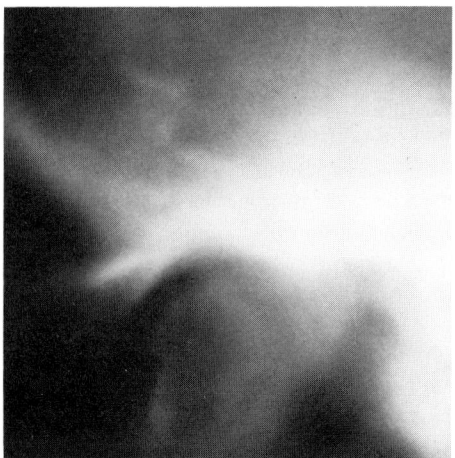

Abb. 191

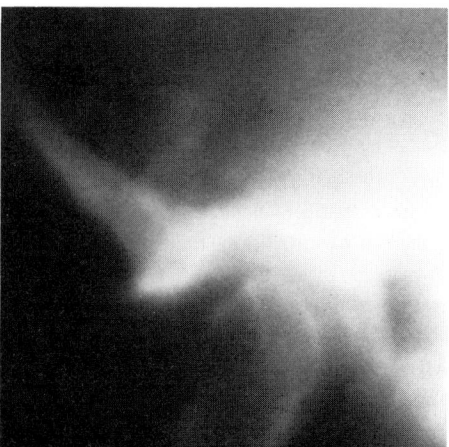

Abb. 192

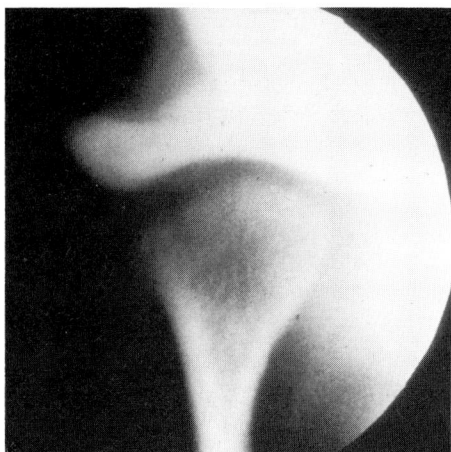

Abb. 193

2.3.4 Konventionelle Schichtröntgenaufnahme (Tomogramm)

Bei Schichtaufnahmen werden die anatomischen Strukturen in Schichten von bestimmter Dicke, z. B. 3 oder 5 mm, aufgenommen. Die Methode läßt Aussagen zu über:

1. die Morphologie des Kiefergelenks,
2. pathologische Veränderungen der knöchernen Anteile (z. B. Remodellierungen, Neubildungen),
3. Fremdkörper im Kiefergelenk.

Um das Kiefergelenk röntgenologisch isoliert darzustellen, werden lineare oder elliptische, insbesondere auch hypozykloidale oder spiralförmige Verwischungen angewendet. Hierbei bewegt sich die Strahlenquelle z. B. elliptisch oder spiralförmig und verwischt die knöchernen Anteile mit Ausnahme des Kiefergelenks. Das Prinzip des Verfahrens beruht auf einer gegenläufigen Bewegung von Film und Röhre während der Aufnahme, so daß nur eine bestimmte, zum Film parallel liegende dünne Schicht scharf abgebildet wird und alle außerhalb dieser Schicht liegenden knöchernen Strukturen als Folge der gegenläufigen Bewegung verwischt werden und nicht mehr im Bild erkennbar sind.
Wie bei der Summationsaufnahme können Aufnahmen in der transkraniellen schräglateralen oder in der posterior-anterioren Projektion hergestellt werden.
Die Strahlenbelastung der tomographischen Untersuchung liegt mit 1,2 bis 1,5 Gray (1 Gray = 10 Röntgen) deutlich höher als bei den Summationsröntgenaufnahmen (0,2 Gray). Vergleichende klinisch-radiologische Untersuchungen mit Hilfe der konventionellen Tomographie zeigten bei funktionellen Kiefergelenkerkrankungen zahlreiche morphologische Veränderungen der knöchernen Gelenkstrukturen, z. B. Abflachungen, Defektbildungen, subchondrale Sklerosierungen und Osteophytenbildungen von Kondylus, Tuberculum articulare und Fossa articularis.

Die Abbildungen 191 und 192 zeigen zwei Schichtaufnahmen (Tomogramme) auf die Sagittalebene in schräglateraler Projektion mit hypozykloidaler Verwischung; hier wurde die Schichtdicke mit 5 mm festgelegt. Die Aufnahmen zeigen die erste (Abb. 191) und dritte (Abb. 192) Schicht von lateral gesehen; es handelt sich um ein physiologisches Kiefergelenk (lateral-mediale Kondylusausdehnung ca. 30 mm).

Abbildung 193 zeigt als Beispiel eine Schichtaufnahme auf die Frontalebene in posterior-anteriorer Projektion mit Hilfe einer hypozykloidalen Verwischung. Hier wurde die Schichtdicke mit 5 mm festgelegt. Die Aufnahme zeigt die mittlere Schicht von posterior (ventral-dorsale Kondylusausdehnung ca. 15 mm). Deutlich ist die regressive Remodellierung im lateralen Teil des Kondylus zu erkennen.

Aufgrund der in letzter Zeit erfolgten Entwicklung und Weiterentwicklung der Computertomographie und Kernspintomographie ist der Indikationsbereich für die konventionelle Tomographie des Kiefergelenkes stark eingeschränkt.

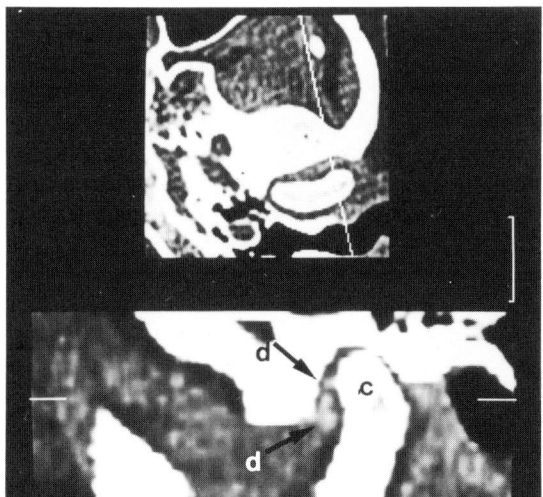

Abb. 194

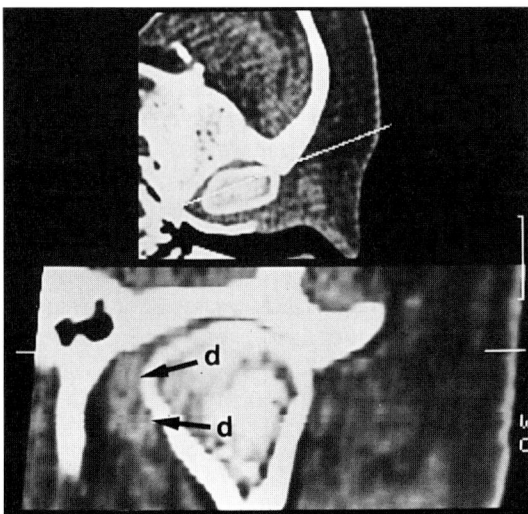

Abb. 195

2.3.5 Arthrographie

Aufgrund der Problematik und der Grenzen der röntgenologischen Darstellung der Kiefergelenkstrukturen mit den verschiedenen Einstelltechniken der Summations-röntgenaufnahmen und auch der konventionellen Tomographie wurden 1941 von *Zimmer* arthrographische Untersuchungstechniken des Kiefergelenks eingeführt. Die arthrographische Darstellung des Kiefergelenks mit Hilfe von Kontrastmittelinjektionen in den oberen oder/und unteren Gelenkraum in Kombination mit transkraniellen Summatiansröntgenaufnahmen oder konventionellen Tomogrammen wird vor allem für die Diagnostik intraartikulärer Weichgewebserkrankungen des Kiefergelenks angewendet. Die Arthrographie des Kiefergelenkes erlaubt grundsätzlich drei verschiedene Diagnosen pathologischer Veränderungen im intraartikulären Weichgewebe:

a) Verlagerung des Discus articularis mit spontaner Reduktion,
b) Verlagerung des Discus articularis ohne Reduktion,
c) Verlagerung des Discus articularis mit gleichzeitiger Perforation des Discus articularis.

Mögliche Komplikationen
● Schmerzen durch Nadelpunktion und intraartikuläre Kontrastmittelinjektion,
● Schmerzen durch Kontrastmittelextravasation,
● generalisierte Kontrastmittelreaktion (allergische Reaktion),
● lokales Hämatom,
● Infektion.

Absolute Kontraindikationen der Kiefergelenkarthrographie sind Allergie oder Überempfindlichkeit gegenüber dem Kontrastmittel oder gegenüber Jod sowie bei artikulären oder paraartikulären Infektionen. Diese Technik sollte nur von Spezialisten in Kliniken ausgeführt werden.

2.3.6 Computertomographie

Die computertomographische Darstellung der Kiefergelenke und der Kaumuskulatur bei Patienten mit funktionellen Erkrankungen ermöglicht eine gleichzeitige bildliche Darstellung und Beurteilung knöcherner und weichgeweblicher Anteile des Kausystems und Ihrer pathologischen Veränderungen.

Abb. 194 Sagittale computertomographische Rekonstruktion eines rechten Kiefergelenks mit einer deutlichen anterioren Diskusverlagerung in maximaler Interkuspidationsstellung der Zähne (Schichtdicke 1 mm); (c = Condylus, d = Diskus).

Abb. 195 Koronare computertomographische Rekonstruktion eines rechten Kiefergelenks mit einer anterior und hier deutlich erkennbaren medialen Verlagerung des Discus articularis in maximaler Interkuspidationsstellung der Zähne (d = Diskus).

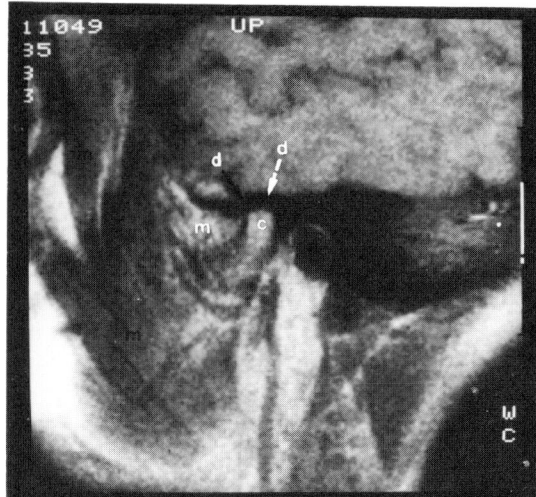

Abb. 196

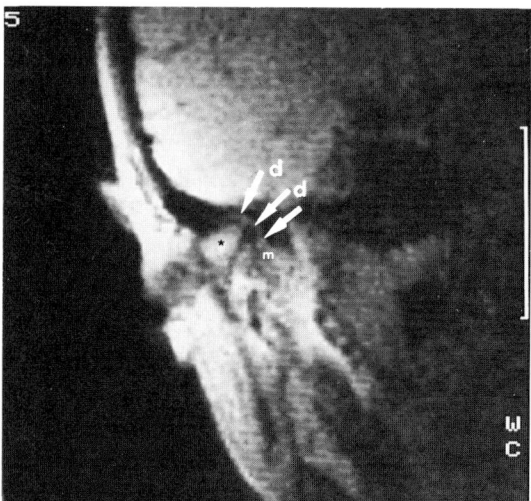

Abb. 197

Die *Vorteile* der computertomographischen Diagnostik sind:
a) dreidimensionale Beurteilung der Lagebeziehung und möglicher Fehlpositionierungen der Kiefergelenke in direktem Seitenvergleich,
b) exakte Beurteilung und densiometrische Analyse ossärer Veränderungen und
   Umbauvorgänge der Kiefergelenke,
c) Darstellbarkeit und densiometrische Verlaufskontrolle muskulärer Größen und/
   oder Dichteveränderungen in direktem Seitenvergleich,
d) Reproduzierbarkeit und standardisierte Untersuchungstechnik durch speziell ent-
   wickelte Einstell- und Lagerungsvorrichtungen,
e) geringe Strahlenbelastung (0,23 bis 0,46 Gray).

Nachteile der computertomographischen Darstellung:
a) nicht immer befriedigende Darstellbarkeit des Discus articularis,
b) fehlende Normdarstellungen des stomatognathen Systems im CT-Bild,
c) methodisch großer Aufwand,
d) hoher Kostenfaktor,
e) immer noch vorhandene Strahlenbelastung.

Die Computertomographie sollte unter Berücksichtigung dieser vorläufigen Indikationen in entsprechend eingerichteten Kliniken und spezialisierten Röntgenfachpra-
xen angewendet werden.

2.3.7 Kernspintomographie

Aufgrund der bislang noch häufig eingeschränkten computertomographischen Darstellbarkeit des Discus articularis bietet sich der Einsatz der Kernspintomographie
(Magnetic Resonance Imaging, MRI) an. Die vorliegenden Untersuchungen zeigen
bei Patienten mit Verdacht eines sogenannten Internal derangements des Discus
articularis vielversprechende Ergebnisse.

Abb. 196 Laterales Kernspintomogramm eines rechten Kiefergelenks mit normaler
         Position des Discus articularis in maximaler Interkuspidationsstellung der
         Zähne (m = Muskulatur, c = Condylus, d = Diskus, p = Porus acusticus)

Abb. 197 Koronares Kernspintomogramm eines rechten Kiefergelenks mit anterior-
         medialer Verlagerung des Discus articularis (* = Condylus, m = Musculus
         ptergoideus lateralis, d = Diskus)

Vorteile der kernspintomographischen Diagnostik:
a) überlegene und ausbaufähige Diskusdiagnostik,
b) simultane tomographische Abbildungen mehrerer Schichten in verschiedenen
   Ebenen ohne Umlagerung des Patienten,
c) geringe Artefaktbildung,
d) keine Strahlenbelastung.

Nachteile der kernspintomographischen Diagnostik:

a) fehlende Langzeiterfahrungen,
b) fehlende Normdarstellungen der Kiefergelenke im MRI-Bild,
c) lange Untersuchungsdauer,
d) methodisch großer Aufwand,
e) hoher Kostenfaktor,
f) bisher möglicherweise unbekannte Nebenwirkungen,
g) bei Patienten mit Herzschrittmachern und bei Vorhandensein metallischer Implantate.

Schrifttum

Hüls, A., E. Walter und *W. Schulte:* Konventionelle Röntgendiagnostik und Computertomographie der Kiefergelenke bei Myoarthropathien. Radiologe 24, 360 (1984).

Katzberg, R. W. und *F. A. Burgener:* Arthrotomographie des pathologischen Kiefergelenkes. Fortschr. Röntgenstr. 40, 317 (1984).

Kundert, M.: Zum Aussagewert des Kiefergelenkröntgenbildes nach Schüller für die gelenkbezogene Okklusionsdiagnostik. Schweiz. Mschr. Zahnheilk. 86, 393 (1976).

Mongini, F.: The importance of radiography in the diagnosis of TMJ dysfunctions. A comparative evaluation of transcranial radiographs and serial tomography. J. Prosth. Dent. 45, 186 (1981).

Omnell, K., and *A. Petersson:* Radiography of the temporomandibular joint utilizing oblique transcranial projections. Odontol. Revy 27, 77 (1976).

Pasler, F.: Tendenzen in der zahnärztlichen Röntgenologie – Eine Literaturübersicht. Schweiz. Mschr. Zahnheilk. 88, 1306 (1978).

Reuling, N. und *A. Kühnert:* Zur Indikation und Bedeutung der Computertomographie und Kernspintomographie bei funktionellen Erkrankungen des stomatognathen Systems. Schweiz. Mschr. Zahnmed. 95, 507 (1985).

Reuling, N.: Comparative study of clinical examination, occlusal analysis and new radiologic imaging modalities in patients with functional TMJ-diseases. J. Oral Rehabil. (in press).

Siebert, G. und *Th. Lang:* Zur axialen, schräglateralen Röntgenaufnahme des Kiefergelenks und deren Reproduzierbarkeit (eine methodische Studie). Schweiz. Mschr. Zahnheilk. 91, 1025 (1981).

Spitzer, W. J., H. König und *R. Meissner:* Hochauflösende Kernspintomographie der Kiefergelenke mit besonderer Berücksichtigung der Weichgewebsdarstellung. Electromedica 3, 109 (1986).

Stachniss, V., D. Kubein, W. Krüger und *A. Jähnig:* Analyse der Projektionsphänomene im Kiefergelenk-Röntgenbild: Grundlage zur diagnostischen Auswertung. Dtsch. Zahnärztl. Z. 35, 624 (1980).

Williamson, E.: Laminographic study of mandibular condyle position when recording centric relation. J. Prosth. Dent. 39, 561 (1978).

2.4   Instrumenteller Funktionsstatus

Der instrumentelle Funktionsstatus auf dem Wege über einen Artikulator ergänzt den klinischen Funktionsstatus, soll die Diagnostik mit Informationen bereichern und die Diagnose erhärten.

Mit Hilfe eines Artikulators können die Modelle des Patienten bestimmten Bezugsebenen des Schädels (Frankfurter Horizontale; Achse-Orbitale-Ebene; Okklusionsebene) in der Statik zugeordnet werden, auch kann mit den Modellen die Funktion im Mund des Patienten in allen ihren exzentrischen Bewegungen nachgeahmt werden.

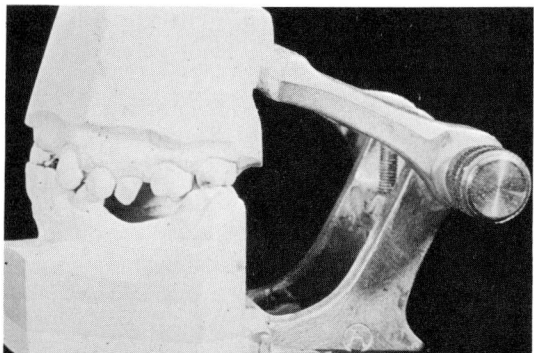

Abb. 198

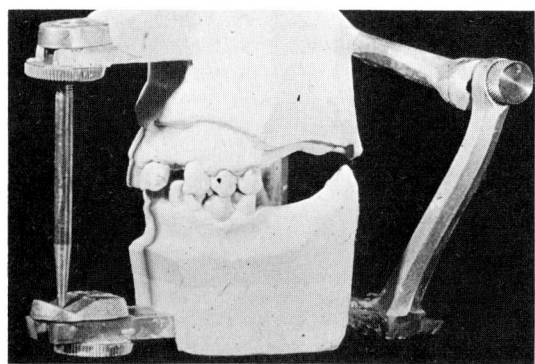

Abb. 199

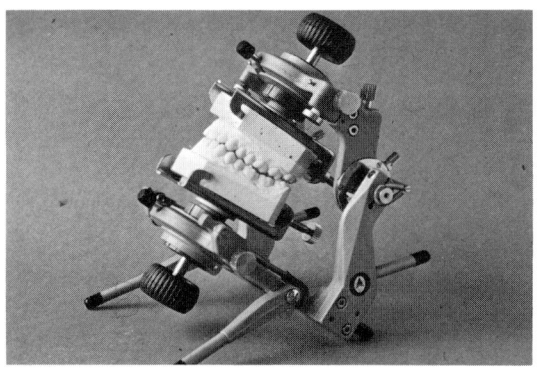

Abb. 200

2.4.1 Einteilung der Artikulatoren nach Funktions- merkmalen

1. *Einfache Scharnierartikulatoren* (z. B. Okkludator nach Körner). Sie imitieren die Scharnierbewegung der Öffnungs- und Schließbewegung des Unterkiefers. Wird hier z. B. (Abb.198) die laterale Verstellschraube geöffnet, kann das obere und untere Modell den Schliffacetten entsprechend oder kaubahnbezogen geführt werden.

2. *Mittelwertartikulatoren* (z. B. Heilborn-Artikulator in Abbildung 199). Sie berück- sichtigen bestimmte Strecken (Bonwill-Dreieck), die sagittale und horizontale Kondy- lenbahnneigung und die Inzisalführung nach bestimmten Mittelwerten.

3. *Einstellbare Artikulatoren*

a) *Kaubahnbezogene Artikulatoren* (z. B. Gnathomat in Abbildung 200).
Solche Artikulatoren beruhen auf der kaubahnbezogenen Zahndominanz. Die Füh- rungsfacetten der Zähne werden dabei als Führungselemente der Okklusion ver- wendet.

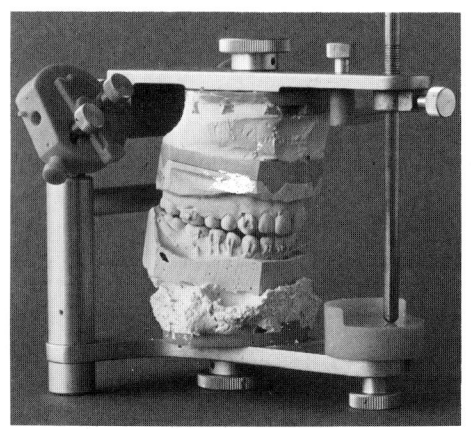

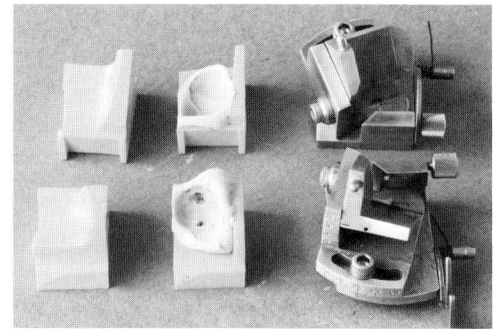

Abb. 202

Abb. 201

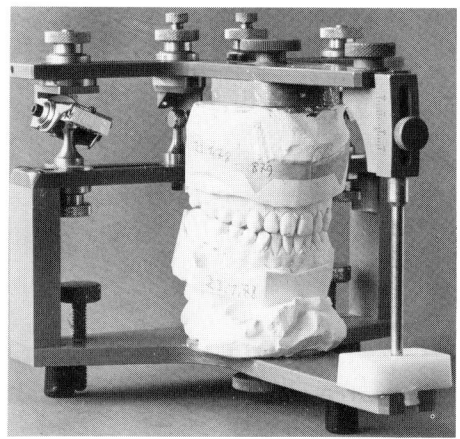

Abb. 203

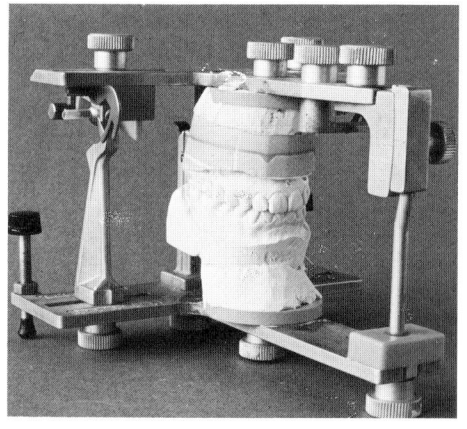

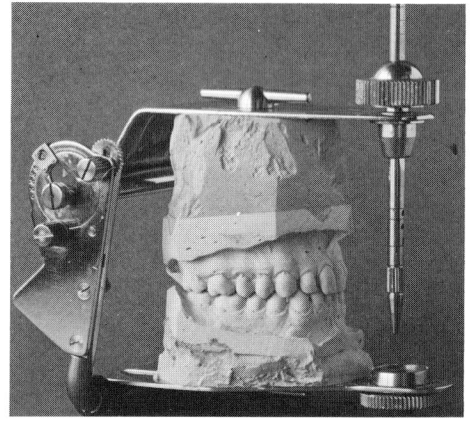

Abb. 204

Abb. 205

b) *Schädelbezüglich-teiljustierbare Artikulatoren* (z. B. Whip-Mix, Condylator, Dentatus oder SAM, letzterer in Abb. 201).

Sie erlauben die Einstellung der sagittalen und der horizontalen Kondylenbahnneigung, d. h. des Bennett-Winkels, und bisweilen des Interkondylarabstandes. Die am Patienten ermittelten Werte werden auf den Artikulator übertragen, wobei die kurvenähnlichen Kondylenbahnen meist in geradlinige Artikulatorbewegungen umgesetzt werden. Die Anwendung dieser Artikulatoren ist im funktionell gesunden stomatognathen System mit anteriorer Führung und einer Disklusion von mindestens 1 mm im Mund möglich. Auch können sie im funktionell kranken System zur Diagnostik angewendet werden. Bei manchen teiljustierbaren Artikulatoren kann die geradlinige Gelenkführung durch kurvenähnliche Gelenkblöcke (z. B. beim TMJ, Panadent oder SAM) ausgetauscht werden. Hiermit ist ein Übergang zum volljustierbaren Artikulator gegeben (in Abbildung 202 links die vorgefertigten kurvenähnlichen Blöcke; Mitte: die individuell ausgeformten Gelenkblöcke; rechts die vorgefertigten geradlinigen Gelenkblöcke vom TMJ-System).

c) *Schädelbezüglich-volljustierbare Artikulatoren* (z. B. Stuart-Artikulator in Abb. 203).

Die volljustierbaren Artikulatoren reproduzieren als Grenzbewegungen die über ein extraorales Registriergerät oder die nach der Graviermethode intraoral (TMJ-System) gewonnenen individuellen Gelenkbahnen des Patienten. Beim funktionell gesunden Menschen können sie die kurvilinearen (kurvenähnlichen) Kondylenbahnen in kurvilineare Artikulatorbahnen transformieren. Diese Artikulatoren (Panadent, Mastikator, TMJ, Denar, Stuart) finden Anwendung bei vollständiger oder fast vollständiger Kiefergelenkführung (z. B. posteriore Zahnführung).

Eine weitere Unterscheidung ergibt sich daraus, ob Oberteil oder Unterteil des Artikulators in Form und Funktion dem anatomischen Vorbild entsprechen:

Als *Arcon*-Instrumente werden danach alle jene Artikulatoren bezeichnet, bei denen sich die einstellbare Gelenkführung am abnehmbaren Oberteil befindet und die Kondylarkugel am Unterteil, wie in Abbildung 204 beim TMJ-Artikulator.

Non Arcon-Instrumente sind Artikulatoren, bei denen die verstellbare Gelenkführung fest am Artikulator-Unterteil montiert ist; am ebenfalls fest montierten Oberteil befindet sich die Kondylarkugel, wie in Abbildung 205 beim Condylator von *Gerber* oder beim Dentatus.

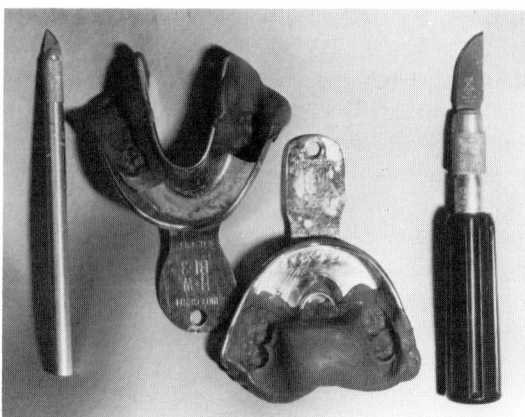

Abb. 206

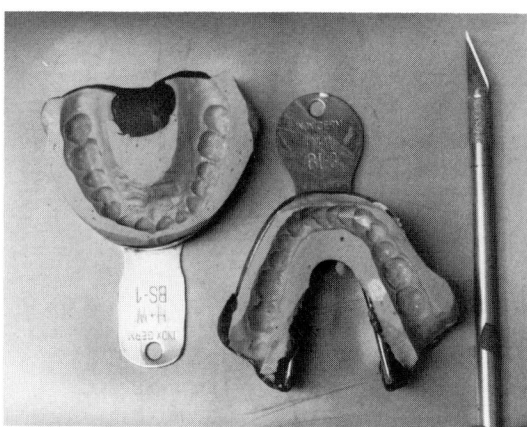

Abb. 207

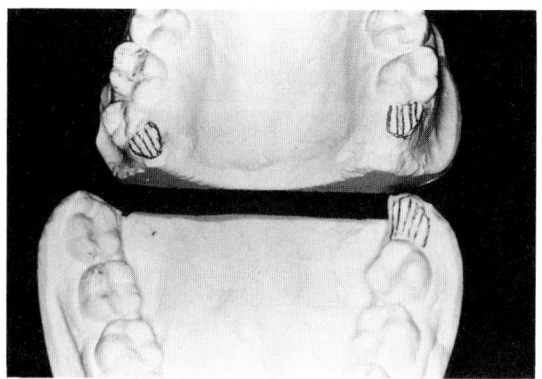

Abb. 208

2.4.2 Modellherstellung

Für den instrumentellen Funktionsstatus sind je zwei genaue Modelle aus Superhartgips vom Ober- und Unterkiefer zum Studium der Morphologie der Zähne und ihrer Lagebezeichnungen zueinander erforderlich.

Wie in Abbildung 206 gezeigt, werden die Rim-Lock-Löffel dorsal mit thermoplastischer Masse (Stents) abgedämmt. Gleichzeitig werden Stops am retromolaren Polster im Unterkiefer und in der Plica glossopalatina dorsal der Tubera im Oberkiefer angebracht. Der Gaumen sollte mit Stents ausgefüllt sein. Die Impressionen von Zähnen im Stents und die kraniale Gaumenpartie werden anschließend weggeschnitten.

Das okklusale Relief wird im Mund mittels der Fingerbeere unter Druck mit Alginat beschickt. Die mit Alginat gefüllten Löffel werden in den Mund gesetzt, bei einer SKD unter 30 mm läßt man die Abformungen abbinden; danach werden sie entfernt. Alginat außerhalb der Löffelvertiefungen muß entfernt werden (Abb. 207). Die Abformung wird mit 0,1% Peressigsäurelösung desinfiziert und mit Wasser gereinigt. Der bukkale Rand des Löffels wird mit Weichwachs verstärkt und die Abformung mit Superhartgips bis zum Rand ausgegossen. Der so entstandene Zahnkranz wird gesockelt und der Sockel mit Rillen im Unterkiefer und mit einem Kontrollsockel im Oberkiefer versehen, der mit Klebeband verschlossen wird.

Das okklusale Relief der Zähne vom Modell wird von Gipsperlen befreit. An den Modellen werden die Gingivapartien dorsal der letzten Molaren radiert, um mögliche Kontakte in dieser Region zu vermeiden (Abb. 208).

Diese Abformung und Modellherstellung sollte vom Zahnarzt selber mit größter Genauigkeit vorgenommen werden, da sich schon hier große Unstimmigkeiten einschleichen können. Später sollte der Vergleich der okklusalen Kontakte zwischen Mund und Artikulator genau übereinstimmen.

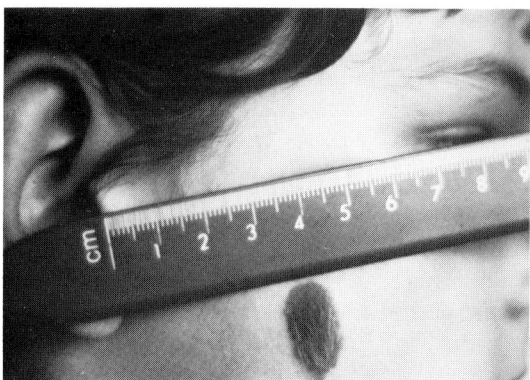

Abb. 209

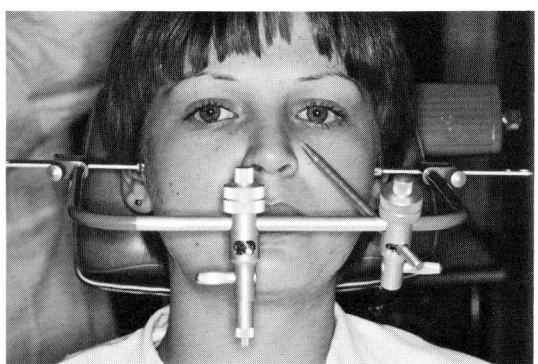

Abb. 210

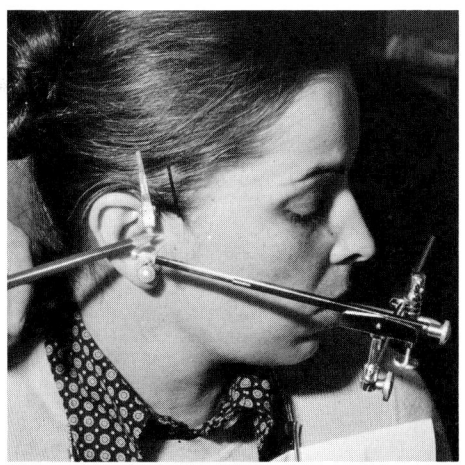

Abb. 211

2.4.3 Übertragung des Oberkiefers schädelbezüglich und Montieren

Der Oberkiefer wird zu einer der Frankfurter Horizontalen ähnlichen Linie, der Achse-Orbitale-Ebene, bezogen und in den Artikulator übertragen. Dies kann nach zwei verschiedenen Methoden vorgenommen werden.

a) *Arbiträre Methode*

Der durch Palpation festgestellte laterale Kondylenpol oder der 13 mm vor dem Tragus auf der Ebene Tragus-äußerer Augenwinkel liegende Punkt (Abb. 209) wird als arbiträrer Punkt bezeichnet und wird rechts und links markiert, der Punkt Orbitale wird als dritter Punkt meistens links infraorbital markiert. Zu dieser Ebene wird der Oberkiefer bezogen. Die Bißgabel des Schnellübertragungsbogens, die mit erwärmtem Wachs oder Stents beschickt wurde, wird am Oberkiefer in situ gebracht und anschließend gekühlt. Der Übertragungsbogen wird dann an der Bißgabel montiert (Abb. 210) und auf die arbiträren Scharnierachsenpunkte und den Orbitale-Punkt eingestellt. Der Patient öffnet den Mund. Der Behandler entfernt den Übertragungsbogen und montiert ihn am teiljustierbaren Artikulator. Das Modell des Oberkiefers wird auf die Impressionen der Bißgabel gesetzt und in den Artikulator eingegipst. Anschließend wird der Übertragungsbogen entfernt.

b) *Individuelle Methode*

Diese Methode sollte nur beim funktionell Gesunden angewendet werden, besonders nach erfolgreicher Aufbißschienentherapie. Der individuelle Scharnierachsenpunkt wird mit Hilfe eines Lokalisators bestimmt. Durch Öffnen und Schließen des geführten Unterkiefers wird der Seitenarm des Lokalisators so lange vertikal und sagittal verstellt, bis die Lokalisatornadel beim Öffnen und Schließen in der Rotationsachse rotiert. Die Nadel wird mit Farbe beschickt und mit der Haut in Kontakt gebracht; so entstehen links und rechts die Scharnierachsenpunkte (Abb. 211).

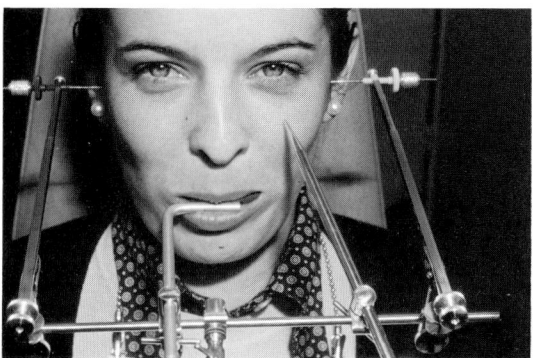

Abb. 212

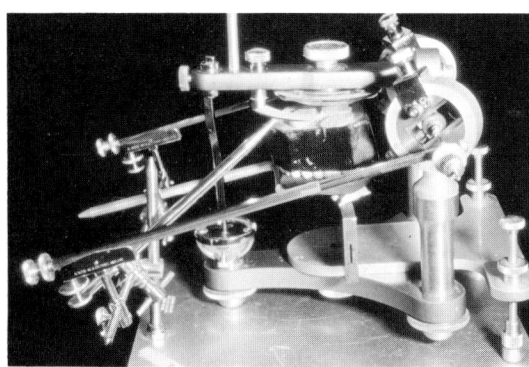

Abb. 213

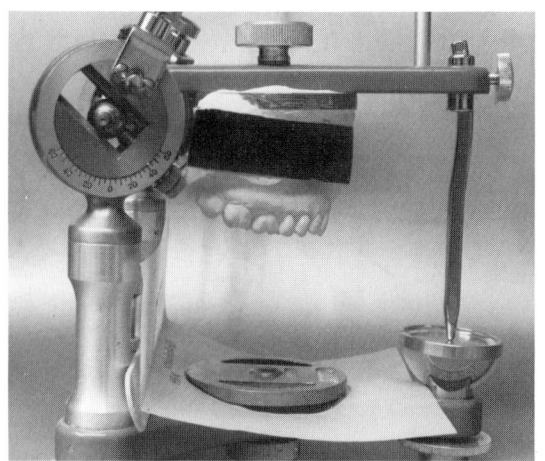

Abb. 214

Die Bißgabel des Übertragungsbogens, die mit erwärmtem Wachs oder Stents beschickt wurde, wird am Oberkiefer in situ gebracht und anschließend gekühlt. Der Übertragungsbogen wird dann an der Bißgabel montiert. Der Bogen wird nach den beiden Scharnierachsenpunkten und dem Orbitale-Punkt der linken Seite justiert (Abb. 212, mit dem Almore-Besteck).

Der gesamte Übertragungsbogen mit Bißgabel wird vom Patienten abgenommen und am Montagetisch montiert. Der teiljustierbare Artikulator wird auf die drei lokalisierten Punkte ausgerichtet, die Bißgabel wird mit einem Block unterstützt und das obere Modell in die Impressionen der Bißgabel gesetzt (Abb. 213, mit dem Dentatus-Artikulator). Anschließend wird das obere Modell eingegipst.

Das obere Modell ist nach individuell bestimmten Punkten, d. h. der Achse-Orbitale-Ebene, im Artikulator montiert. Der Artikulator wird dann zur Aufnahme des Unterkiefer-Modells mit Montageplatte und Schutzpapier vorbereitet (Abb. 214).

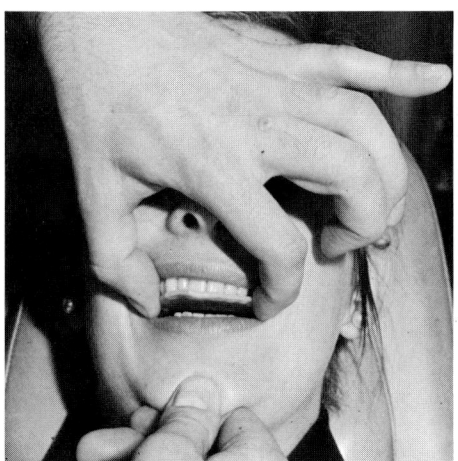

Abb. 215

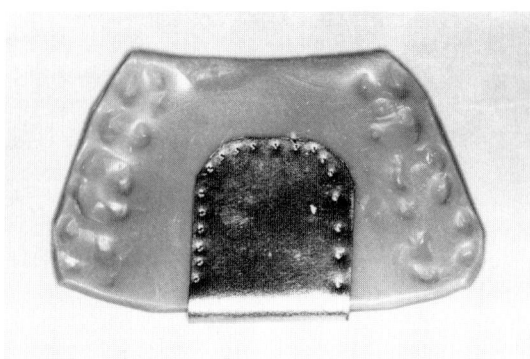

Abb. 216

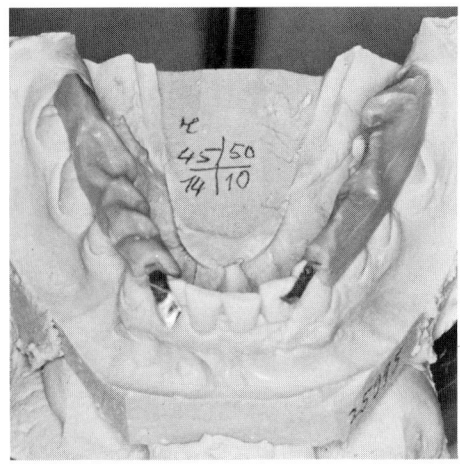

Abb. 217

2.4.4   Montieren des unteren Modells

Mittels eines enoralen Wachsregistrates werden die Relationen zwischen Unterkiefer und Oberkiefer festgelegt. Der Unterkiefer wird manuell in die terminale Scharnierachsenposition geführt, und die Zähne werden leicht in Berührung mit der Wachsplatte gebracht (Abb. 215). Hierbei entstehen Impressionen der unteren bukkalen Höcker in der Wachsplatte. Die Wachsplatte wird aus dem Mund entfernt und gekühlt. Zur Kontrolle werden drei gleiche Registrate genommen.

Wachsplatte mit zentraler Versteifung (Abb. 216). Das Wachs sollte im gekühlten Zustand brechen, damit Ungenauigkeiten bemerkt werden.

Statt Wachsplatten werden Wachsstreifen mit Zinnfolienversteifungen dachfirstartig geformt. Hier das enorale Wachsregistrat nach der Relationsbestimmung auf dem Modell (Abb. 217).

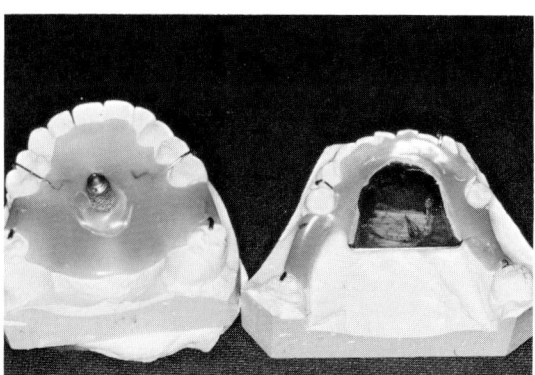

Abb. 218

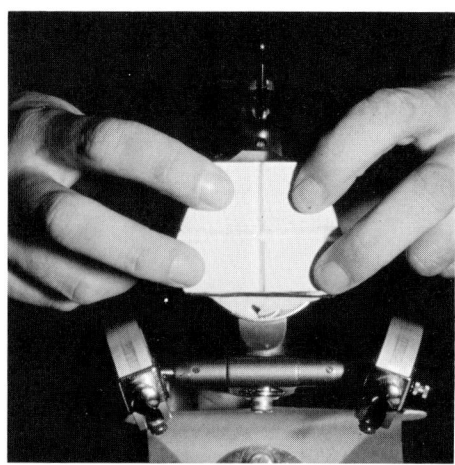

Abb. 219

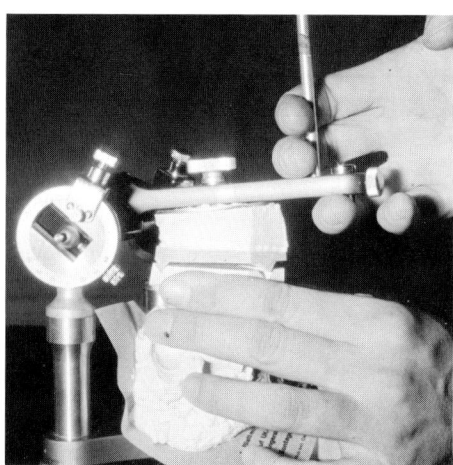

Abb. 220

Die terminale Scharnierachsenposition kann auch über den enoralen Stützstift (central bearing point, CBP) gefunden werden (Abb. 218). Hierbei wird nach Aufzeichnung des verschobenen Symphysenbahnwinkels der Stift in der Winkelspitze positioniert und die Kieferrelation über Gipsschlüssel fixiert. Diese Methode ist oft vorteilhaft in der Diagnostik bei muskulär verspannten Patienten. Weiterhin wird sie angewendet, wenn die Kiefergelenkröntgenaufnahmen nachweisen, daß die Kondylen dorsal positioniert sind. Der Unterkiefer wird dann nicht in der terminalen Scharnierachsenposition verschlüsselt, sondern z. B. etwa 2 mm ventral.

Das gekühlte enorale Wachsregistrat wird auf das Oberkiefer-Modell gelegt, in die Impressionen der unteren Zähne wird das untere Modell gesetzt und montiert. Abbildung 219 zeigt die Fingerhaltung beim Montieren.

Drei enorale Wachsregistrate in der terminalen Scharnierachsenposition werden mit dem Kontrollsockel (split cast) auf Reproduzierbarkeit überprüft. Somit ist gewährleistet, daß die manuelle Führung dreimal das gleiche Ergebnis bringt und die Montage fehlerfrei ist (Abb. 220).

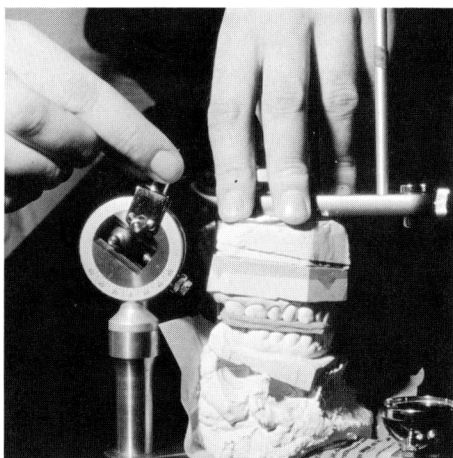

Abb. 221

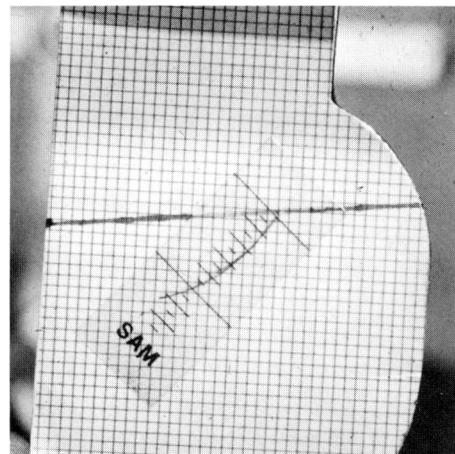

Abb. 222

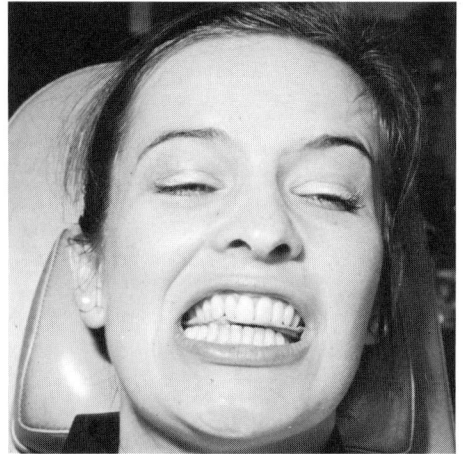

Abb. 223

2.4.5 Einstellung der Gelenkbahnwerte am Artikulator

Der sagittale Kondylenbahnwinkel kann aufgrund von enoralen protrusiven Wachsregistraten (Protrusionsbisse) am Patienten gewonnen und am Artikulator eingestellt werden. Abbildung 221 zeigt die Einstellung am Dentatus-Artikulator.

Der sagittale Kondylenbahnwinkel kann auch aufgrund der extraoralen Aufzeichnung der Kondylenbahn (hier mit dem Axiographen) ausgemessen und eingestellt werden. In Abbildung 222 ist die Kondylenbahn des Patienten aufgezeichnet und mit einem Millimetermaßstab überklebt worden. Wird an diese Kurve eine Tangente vom Schnittpunkt der Kurve mit der Achse-Orbitale-Ebene bis zum Punkt 5 mm ventral gelegt, so kann der Winkel zwischen beiden Geraden ausgemessen und der Artikulator eingestellt werden.

Der horizontale Kondylenbahnwinkel oder Bennett-Winkel kann aufgrund von enoralen lateralen Wachsregistraten am Patienten gewonnen und am Artikulator eingestellt werden. In Abbildung 223 wird ein enorales rechtslaterales Wachsregistrat gezeigt. Der Unterkiefer schwenkt dabei aus der terminalen Scharnierachsenposition nach rechts um 5–7 mm.
Die horizontale Kondylenbahn kann auch extraoral, z. B. mit dem Axiograph, aufgezeichnet und der Winkel bestimmt werden.

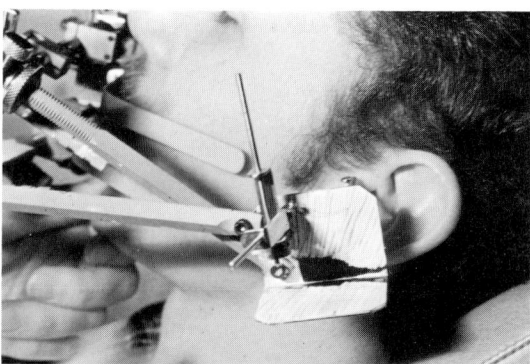

Abb. 224

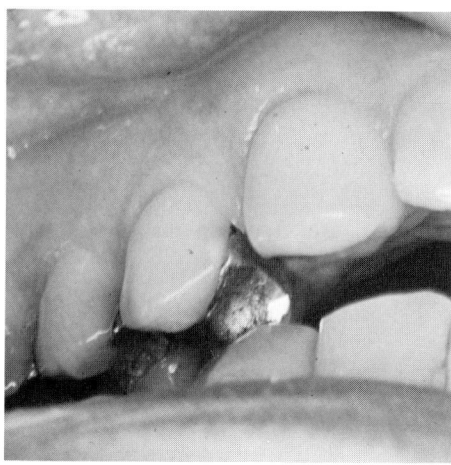

Abb. 225

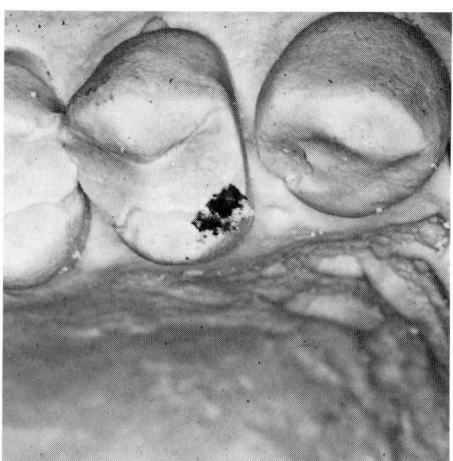

Abb. 226

Bei der posterioren Gruppen- oder Molarenführung ist die individuelle Darstellung der Kiefergelenkbahnen notwendig, da die volle Bewegungskapazität der Kiefergelenke auf die Molaren übertragen wird. Beim funktionell Gesunden werden diese extraoralen Aufzeichnungen vom justierten Artikulator voll nachgefahren (Abb. 224). Somit kann ein volljustierbarer Artikulator (z. B. Stuart) die Kiefergelenkbahnen des Patienten auch vollständig reproduzieren. In Abbildung 224 zeigt die vertikale Platte drei Bahnen, die sich in der terminalen Scharnierachsenposition treffen. Die ventral-kaudale Bahn ist die Bahn der rechtslateralen Exkursion, die ventral-kraniale Bahn die der Protrusion, und die dorsale Bahn ist die Bahn der linkslateralen Exkursion.

Nach der Einstellung des Artikulators muß der erste Vor- oder Frühkontakt im Mund mit dem ersten Frühkontakt im Artikulator genau übereinstimmen.
Abbildung 225 zeigt den Kontakt zwischen den Zähnen 14 und 43 im Mund.

Die Abbildung 226 zeigt den Kontakt am Modell auch am Zahn 14. Somit ist der Befund aus dem klinischen Funktionsstatus gleich dem aus dem instrumentellen Funktionsstatus.

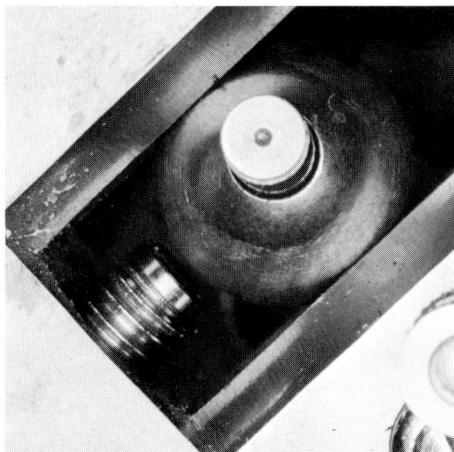

Abb. 227

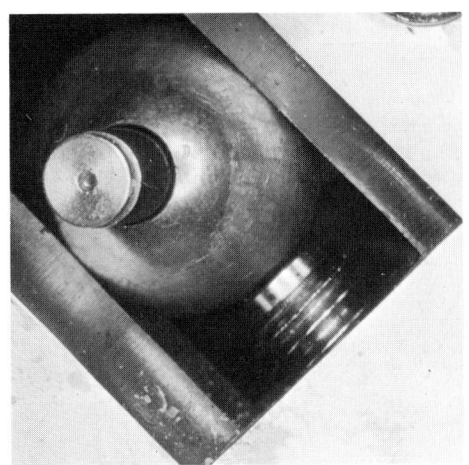

Abb. 228

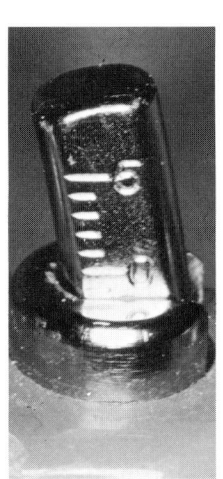 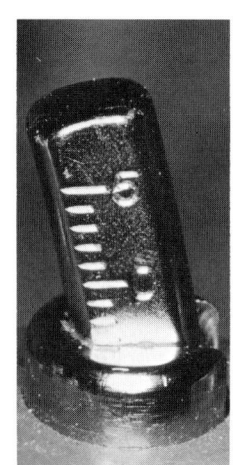

Abb. 229

Aus dem instrumentellen Funktionsstatus können weitere wertvolle Informationen für die Diagnose gewonnen werden. Das Unterkiefermodell wird aus der terminalen (=retralen) Kontaktposition in die habituelle Interkuspidation geführt. Dabei werden die Kondylenbewegungen beobachtet. Auch kann die Art des Gleitens aus der terminalen Kontaktposition in die habituelle Interkuspidation überprüft werden.

In Abbildung 227 gleitet beim Non-Arcon-Instrument der linke Kondylus um einen meßbaren Betrag nach dorso-kranial. Beim Patienten bedeutet dies eine ventro-kaudale Kondylenbewegung.

In Abbildung 228 wird beim rechten Kondylus keine Bewegung beobachtet, die darauf hindeutet, daß der Kondylus des Patienten in der terminalen Scharnierachsenposition verbleibt.
Hieraus folgt, daß der Unterkiefer aus der terminalen Kontaktposition nach rechts in die habituelle Interkuspidation gleitet.
Diese Schwenkung wird im klinischen Funktionsstatus und in den Kiefergelenk-Röntgenaufnahmen festgestellt. Damit wird die Diagnose erhärtet.

Am Inzisalstift des Artikulators kann gleichzeitig eine differierende vertikale Relation beobachtet werden. Abbildung 229 links zeigt den Wert (−1) in der terminalen Kontaktposition, Abbildung 229 rechts den Wert (−3) in der habituellen Interkuspidation. Von −1 bis −3 gleitet der Unterkiefer. Beim Einschleifen in der terminalen Kontaktposition darf die Vertikale nur bis auf −3 abgesenkt werden. Dann unterbleibt ein sagittales Gleiten.
Auf der Rückseite des zahnärztlich-funktionellen Untersuchungsbogens werden alle Daten (Abb. 206 bis 229) aus dem instrumentellen Funktionsstatus eingetragen.

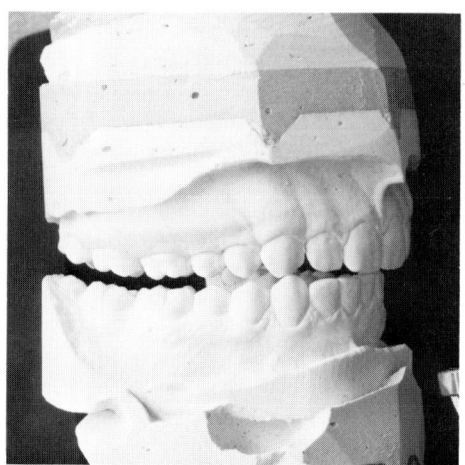

Abb. 230

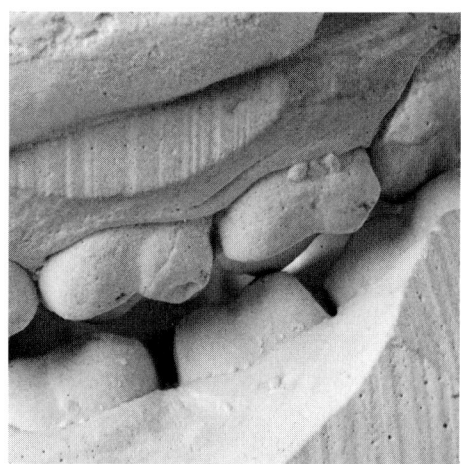

Abb. 231

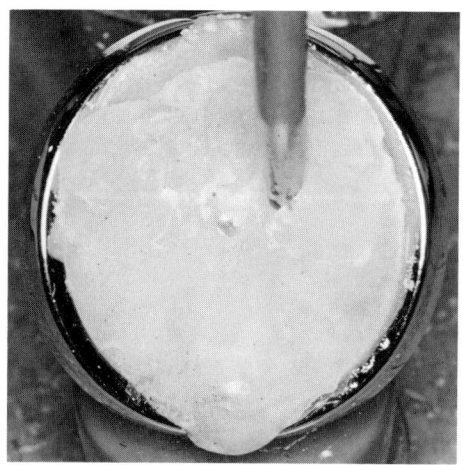

Abb. 232

2.4.6   Einstellung der Front-Eckzahnführung (anteriore Führung)

Korrekt in einen teiljustierbaren Artikulator montierte Modelle geben die Situation der Okklusion in der Statik gut wieder. Trotz genauer Übertragung und Einstellung der Kiefergelenkbahnen kann die Okklusion in der Dynamik bzw. können die Exkursionen oder Inkursionen nur ungefähr nachgeahmt werden.

In Abbildung 230 wird die rechtslaterale Unterkieferbewegung mit Eckzahnführung nachgeahmt.

Ob die Balancekontakte oder Balanceinterferenzen am Modell mit denen im Mund übereinstimmen, kann nie eindeutig beurteilt werden. Es kann nur vermutet werden, daß – wie in Abbildung 231 – die Disklusion auf der Mediotrusionsseite zu gering ist und die Zähne 27/37 sowie 28/38 Balancekontakte aufweisen.

Die Übertragung der anterioren Führung vom Modell auf den Artikulator geschieht rein empirisch durch Auftragen von Kaltpolymerisat auf den Inzisalteller. Während des Abbindens werden die vom Modell vorgegebenen Führungen nachgeahmt, was sich in Abbildung 232 als Bahnen im Kunststoff zeigt. Durch Auftragen von Wachs oder Kunststoff kann die Eckzahnführung am Modell verändert, und diese willkürliche neue Eckzahnführung kann dann auch auf den Inzisalteller übertragen werden.

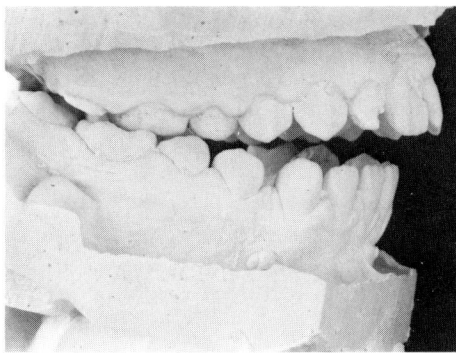

Abb. 233

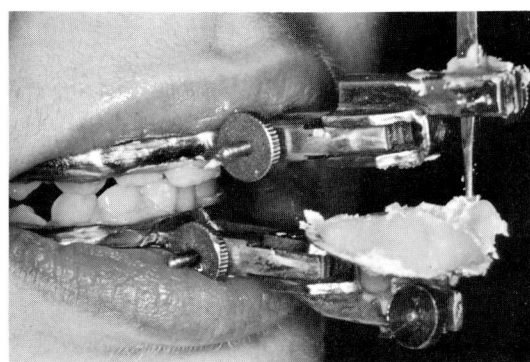

Abb. 234

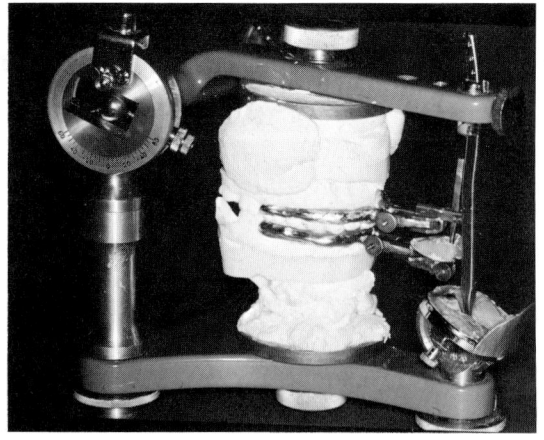

Abb. 235

Die Modelle des frontal-vertikal offenen Bisses sind in einen volljustierbaren Artikulator montiert worden (Abb. 233), um die Okklusion in der Dynamik nachvollziehen zu können. Es zeigt sich aber, daß auch hier keine ausreichende Sicherheit im Reproduzieren der Exkursionen gegeben ist, weil die Registrierung der individuellen Zahnführung fehlt.

Die Übertragung der individuellen Zahnführung kann mit Hilfe eines Registriergerätes für die anteriore Führung vorgenommen werden. Das an paraokklusalen Schienen befestigte Registriergerät zeichnet die durch die Zähne vorgegebene Führung auf (Abb. 234).

Das Registriergerät wird an den Modellen im eingestellten Artikulator befestigt. Der Inzisalstift des Artikulators formt die vom Registriergerät vorgegebenen Patientenbahnen in Kunststoff nach (Abb. 235). Soll die Führung beim Patienten verändert werden, muß am Inzisalteller der Winkel zwischen der linken und rechten lateralen Bahn z. B. nur etwa 10° steiler gestellt werden, um eine vorhandene anteriore Gruppenführung in eine Eckzahnführung umzuwandeln. Die individuelle Bahnform bleibt erhalten.

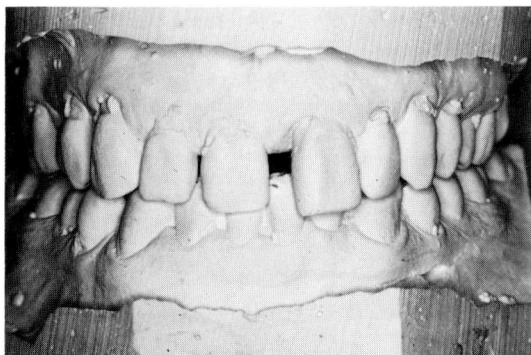

Abb. 236

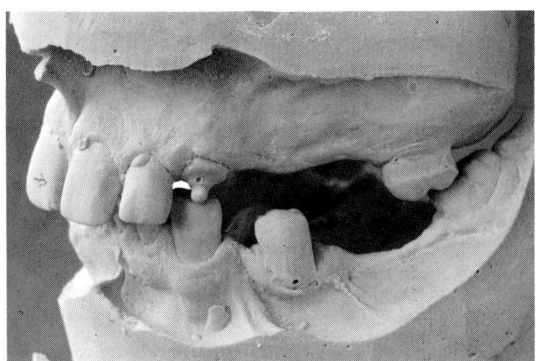

Abb. 237

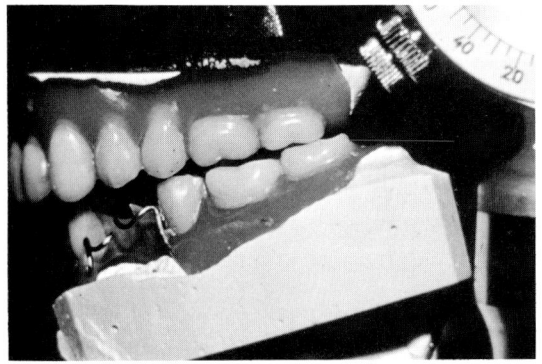

Abb. 238

2.4.7 Anwendungsbeispiele des instrumentellen Funktionsstatus

Die genaue Ursache einer solchen Auffächerung der Front kann besonders über den instrumentellen Funktionsstatus ermittelt werden. Hier handelt es sich um eine Ursache-Folge-Wirkung nach dem Thielemannschen Diagonalgesetz (Abb. 236). Eine Gegenüberstellung des klinischen mit dem instrumentellen Funktionsstatus zeigt, daß bei beginnender linker Lateralbewegung die Zähne 17/47 als Balanceinterferenz wirken. Die Zähne 21 und 22 weisen röntgenologisch einen Knochenabbau auf, und als Folge sind diese Zähne gewandert.

Mit Hilfe des instrumentellen Funktionsstatus kann entschieden werden (Abb. 237), ob z. B. dieses Lückengebiß mit Tiefbiß bestimmter vorbereitender Maßnahmen bedarf, um eine erfolgreiche Therapie vornehmen zu können, damit die Okklusion in der Statik, in der Dynamik und die muskuläre Aktivität der Norm entsprechen.

Das Montieren von vorhandenem Zahnersatz läßt besser als im Mund erkennen, warum z. B. dieser Patient eine Myoarthropathie hat. Der Frühkontakt zwischen den Zähnen 27/37, infolge der fehlenden Kronenflucht, und weitere Okklusionsstörungen können in diesem Fall nur mit Hilfe des instrumentellen Funktionsstatus erkannt werden (Abb. 238).

Schrifttum

Bauer, A. und *A. Gutowski:* Gnathologie. Einführung in Theorie und Praxis. Quintessenz, Berlin 1984.

Fuhr, K. und *G. Siebert:* Zur Wirkungsweise von Artikulatoren. Dtsch. Zahnärztekalender. Hanser, München 1981.

Gernet, W.: Funktionsanalysen im stomatognathen System. Vergleichende Untersuchungen. Hanser, München 1982.

Lauritzen, A.: Atlas of occlusal analysis. H. A. H. Publications, Colorado Springs 1974.

Ott, K.: Kiefergelenkfunktion. Geometrisch-klinische Analyse mit Hilfe der Pantographie nach Stuart. Hanser, München Wien 1982.

Schulz-Bongert, J.: Konzept der Restaurativen Zahnheilkunde – angewandte gnathologische Systematik, S. Klages, Berlin 1979.

3

Das Kiefergelenk und seine Funktion

Überarbeitet von Prof. Dr. *W. Dauber*, Anatomisches Institut, Tübingen

3.1 Morphologie des Kiefergelenks (Abb. 239, 240, 241)

Das Kiefergelenk besteht aus einer Gelenkgrube (Fossa mandibularis) des Os temporale, die zum Teil von einer Gelenkfläche (Facies articularis) ausgekleidet ist und mit dem Kopf (Caput mandibulae) des Gelenkfortsatzes des Unterkiefers (Processus condylaris) artikuliert. Die gelenkführenden Flächen sind mit Faserknorpel überzogen. Zwischen ihnen liegt der ebenfalls faserknorpelige Discus articularis, eine in der Mitte dünne Scheibe mit aufgewulsteten Rändern. Er bedeckt den Gelenkkopf bis zu dessen Scheitel und bildet für ihn eine transportable Pfanne.

Das Gelenk ist umgeben von einer Kapsel, die mit dem Diskus entlang dessen gesamter Zirkumferenz fest verbunden ist. Auf diese Weise wird das Gelenk durch den Diskus in eine obere Kammer – zwischen Facies articularis und Discus articularis – und eine untere Kammer – zwischen Discus articularis und Caput mandibulae – gegliedert. Diskus und Gelenkkapsel bilden durch ihre Verbindung eine funktionelle Einheit, das disko-kapsuläre System.

Dieses disko-kapsuläre System ist an der Schädelbasis und am Unterkiefer befestigt. An der Schädelbasis verbindet sich das System dorsal mit dem Bindegewebe der Fissura petrotympanica (Glassersche Spalte) und der Fissura tympanosquamosa, lateral und medial befestigt es sich am Rande der Fossa mandibularis, anterior in der Fossa infratemporalis kurz vor dem Tuberculum articulare.

In die dorsale Aufhängung (oberer Schenkel der bilaminären Zone) sind reichlich elastische Fasern in das System eingelagert, die seine Dehnung ermöglichen und damit eine Voraussetzung für die Beweglichkeit des Diskus schaffen.

Am Unterkiefer ist das disko-kapsuläre System anterior am Vorderrand des Caput mandibulae, lateral und medial etwas unterhalb des Gelenkkopfes fixiert, und dorsal (unterer Schenkel der bilaminären Zone) reicht es weit nach unten auf den Processus condylaris herab.

In seiner dorsalen Ausdehnung ist das System bedeckt und verbunden mit dem retroartikulären Polster, einem lockeren, stark vaskularisierten, fettzellreichen Bindegewebe, das reichlich Nerven zur Versorgung der Gelenkkapsel enthält und sich in das Bindegewebe des retromandibulär gelegenen Anteils der Parotis erstreckt.

Hinter diesem retroartikulären Polster liegt eine derbe Bindegewebsplatte. Sie umgreift dorsal kranial den Ramus mandibulae, erstreckt sich medial bis zur Spina ossis sphenoidalis und lateral zum Arcus zygomaticus. Kaudal ist die Platte im Bereich des Angulus mandibulae fixiert. Sie wird lateral von der Fascia masseterica und der Fascia parotidea gebildet und setzt sich lateral in die Fascia pterygoidea fort. Diese Bindegewebsplatte nimmt in ihrer Ausdehnung lockere Verbindung zu dem retroartikulären Polster, medial und lateral davon – und damit im Kondylenbereich des Caput mandibulae – feste Verbindungen mit dem disko-kapsulären System auf.

Nach anterior ist das disko-kapsuläre System verbunden mit dem oberen Kopf des M. pterygoideus lateralis, der häufig Fasern mit dem unteren Kopf des gleichen Muskels austauscht, und dem horizontalen Anteil des M. temporalis.

Von lateral strahlt in das disko-kapsuläre System außer der aus Fascia masseterica und Fascia parotis gebildeten Bindegewebsplatte auch die tiefe Portion des M. masseter ein.

Abb. 239
Sagittalschnitt durch ein
Kiefergelenk

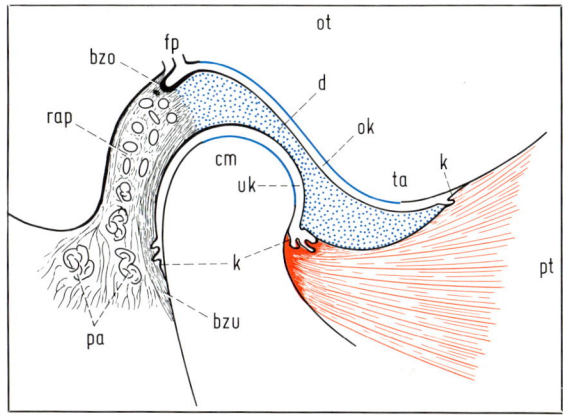

Der faserknorpelige Discus articularis (d) ist zwischen die Gelenkflächen der Fossa mandibularis des Os temporale (ot) und des Caput mandibulae (cm) interponiert. Er ist mit der Gelenkkapsel (k) entlang seiner gesamten Zirkumferenz fest verbunden. Diskus und Gelenkkapsel bilden eine funktionelle Einheit – das disko-kapsuläre System. Es gliedert das Gelenk in eine obere und untere Kammer (ok, uk).
Das disko-kapsuläre System ist an der Schädelbasis in der Fissura petrotympanica (fp) und tympanosquamosa und vor dem Tuberculum articulare (ta) befestigt. Am Unterkiefer heftet es sich dicht vor der Facies articularis des Kopfes an den Knochen an und reicht dorsal weit auf den Processus condylaris herab. In die hintere Aufhängung am Schädeldach sind reichlich elastische Fasern eingelagert (= oberer Schenkel der bilaminären Zone; bzo), während die dorsale Fixierung am Unterkiefer (= unterer Schenkel der bilaminären Zone; bzu), im wesentlichen aus kollagenen Fasern besteht. Zwischen diesen beiden Schenkeln dehnt sich dorsal das retroartikuläre Polster (rap) aus – ein lockeres stark vaskularisiertes Bindegewebe mit reichlich Fettzellen, das nach unten in das Bindegewebe der Glandula parotis (pa) übergeht. Nach vorne hat das disko-kapsuläre System feste Verbindung zu den beiden Köpfen des M. pterygoideus lateralis (pt) und des M. temporalis.

In Abb. 240 ist die Verknüpfung des Diskus (d) mit der Gelenkkapsel (k) dargestellt, die an dieser Stelle sehr weit kaudal erfolgt. In dieses System strahlt eine derbe Bindegewebsplatte (bp) ein, die lateral von der Fascia masseterica und der Fascia parotis, medial von der Fascia pterygoidea, gebildet wird.

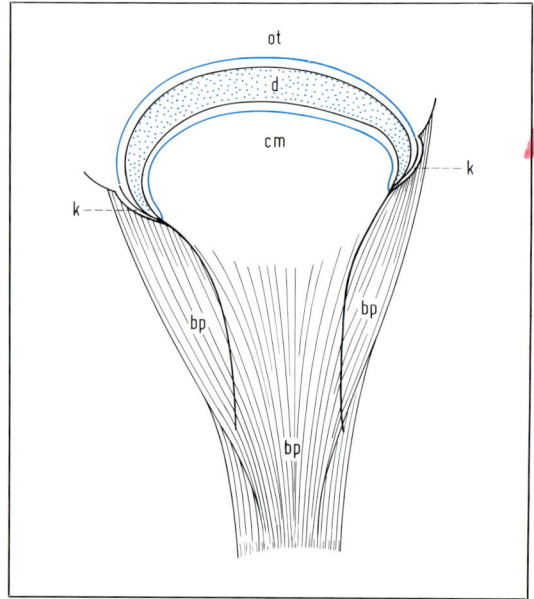

Abb. 240
Frontalschnitt durch ein Kieferge-lenk in Höhe der Kondylen des Ca-put mandibulae (von dorsal ge-sehen)

Das Gelenk ist in der oberen Kammer eröffnet und die Pfanne abgehoben. Fossa mandibularis und disko-kapsuläres System sind nach vorne elongiert, um die Nach-barschaftsbeziehungen dieses Systems übersichtlicher darstellen zu können.
Der Ramus mandibulae (rm) und die Bindegewebsplatte (bp), die sich aus Anteilen der Fascia parotis und der Fascia masseterica zusammensetzt, sind unterhalb der Incisura mandibulae abgetrennt.
Abgeschnittener oberer Schenkel der bilaminären Zone (bzo) mit seiner Beziehung zur Fissura petrotympanica (fp). Der untere Schenkel der bilaminären Zone ist erhal-ten und überdeckt den Kopf des Gelenkes (bzu). Die Bindegewebsplatte ist an der Schädelbasis abgeschnitten. Ihre Flächenausdehnung an der lateralen Gelenkseite ist auf Reste reduziert.
Im Bereich der aus der Platte ausgesparten dreieckigen Inzisur ist das retroartikuläre Polster, das locker mit der Bindegewebsplatte verbunden ist, gelegen. Zwischen den Bindegewebsschenkeln dieses Dreiecks und dem darunterliegenden unteren Schen-kel der bilaminären Zone bestehen feste Verbindungen. In das disko-kapsuläre System strahlen außerdem Muskeln ein:
M. pterygoideus lateralis, oberer (pto) und unterer Kopf (ptu), M. temporalis (te), pars profunda des M. masseter (ma; siehe Abb. 241).

Abb. 241
Zeichnerische Rekonstruktion der Nachbarschaftsbeziehungen des Discus articularis

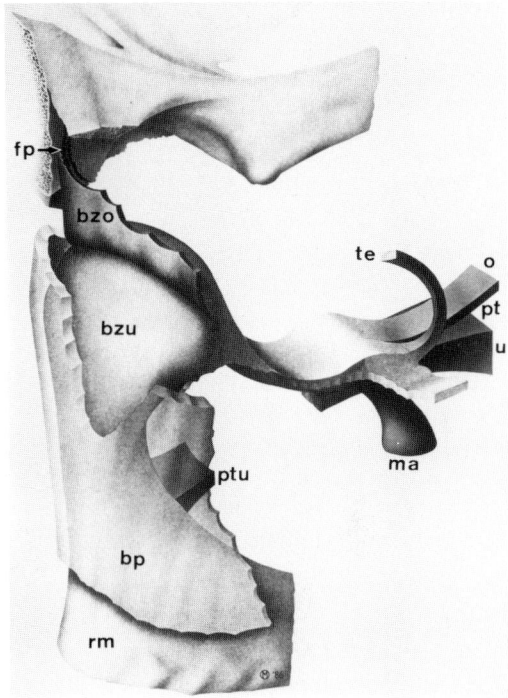

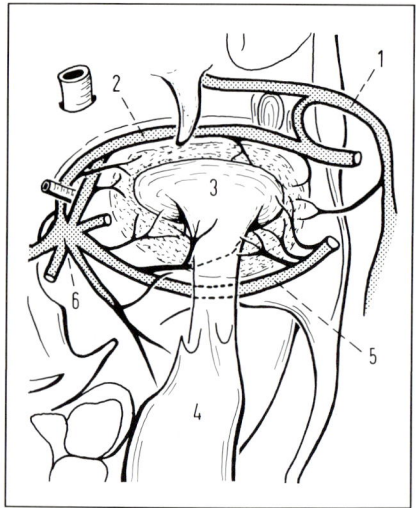

Abb. 242

Nervenversorgung der Kiefergelenkregion
(nach *Schmid*)

Die sensible Versorgung der Gelenkkapsel (Abb. 242) erfolgt aus Ästen des N. trige-
minus.
1   N. facialis mit Anastomose zu 2,
2   N. auriculotemporalis (V, 3),
3   Processus condylaris mit Caput mandibulae,
4   Ramus mandibularis,
5   N. massetericus (V, 3),
6   Region des Foramen ovale.

Die Gefäßversorgung der Kiefergelenkregion übernehmen Äste der Aa. maxillaris,
facialis und carotis externa.

[handwritten:] Achse-Orbital ← Frankfurter Horizontale   Orbita / oh ⊤
[handwritten:] Compensche Ebene   spina Nasalis / uh

3.2 Funktion des Kiefergelenks

Der Bewegungsumfang des Kiefergelenks wird nachstehend anhand der Grenzbewegungen der Processus condylares am Schädel demonstriert. Die Bewegungen werden dabei auf die 3 Ebenen des Raumes projiziert und die Bedeutung der anterioren
Führung wird vernachlässigt.

Sagittalebene

Führt der Unterkiefer eine reine Protrusion oder Öffnung aus, können beiderseits die
sagittalen Kondylenbahnen extraoral aufgezeichnet werden. Der Kondylenbahnwinkel kann in Beziehung zur Achse-Orbitale-Ebene gewonnen werden. Sein Mittelwert
liegt bei 30–50°.

[handwritten:] Mittelwert = 33°

Abb. 243

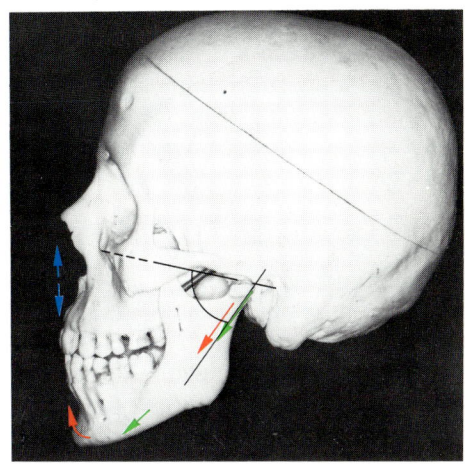

Bei der in Abbildung 243 gezeigten rechten Laterotrusion (Lateralbewegung) schwingt der Mediotrusionskondylus (Balancekondylus) kaudal und ventral (rote Pfeile). Der Laterotrusionskondylus (Arbeitskondylus) kann dabei zusätzlich eine Surtrusion (blauer Pfeil ↑) oder Detrusion (blauer Pfeil ↓) ausführen, was sich oft aber als Projektionsfehler herausstellt.

Horizontalebene

Bei der in Abbildung 244 gezeigten rechten Laterotrusion schwingt der Mediotrusionskondylus (M) medial und ventral. Der Winkel zwischen dieser horizontalen Kondylenbahn und der Sagittalen ist der Bennett-Winkel. Der Laterotrusionskondylus (L) wird seitlich versetzt, was als Bennett-Bewegung bezeichnet wird.

Abb. 244

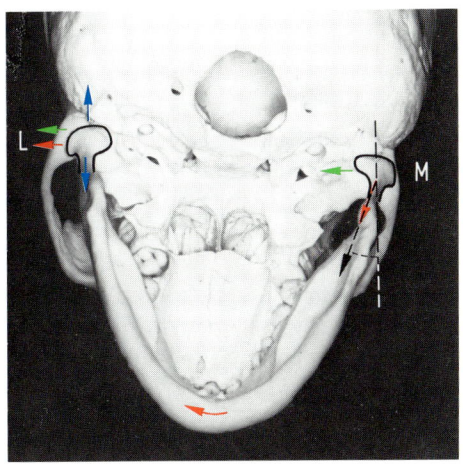

Die blauen Pfeile zeigen an, daß der Laterotrusionskondylus auch eine Protrusion oder eine Retrusion gleichzeitig mit dem seitlichen Versetzen ausführen kann. Die beiden grünen Pfeile zeigen, daß die Mandibula sich zu Beginn der Lateralbewegung transversal versetzt, was als Immediate side shift bezeichnet wird. Er ist beim funktionell Kranken häufiger als beim funktionell Gesunden, wo er Werte bis 0,5 mm aufweisen kann.

Frontalebene

Öffnung und Protrusion zeigen Kaudalbewegungen der Kondylen. Bei der in Abbildung 245 gezeigten rechten Laterotrusion schwingt der Mediotrusionskondylus kaudal und medial. Der Laterotrusionskondylus wird im Zuge der Bennett-Bewegung lateral versetzt (rote Pfeile). Die blauen Pfeile zeigen an, daß der Laterotrusionskondylus zusätzlich eine Surtrusion oder eine Detrusion ausführen kann. Die beiden grünen Pfeile zeigen, daß die Mandibula zu Beginn der Bewegung einen Immediate side shift erhalten kann.

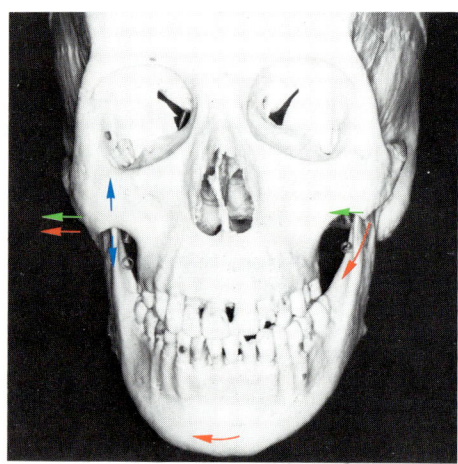

Abb. 245

Die innerhalb dieser Grenzen stattfindenden Bewegungen werden direkt oder indirekt durch das Zusammenspiel ganz unterschiedlicher Muskelgruppen bewirkt: Mm. masticatores (Kaumuskeln), Mm. suprahyoidei, Mm. infrahyoidei und Mm. suboccipitales (kleine Nackenmuskeln).

Der harmonische, reibungsarme Bewegungsablauf im Kiefergelenk wird garantiert durch eine bewegungs- und belastungsgerechte Positionierung des Discus articularis zwischen dem Caput mandibulae und der Gelenkfläche der Fossa mandibularis während jeder Kieferstellung. Diese Positionierung wird im Zusammenspiel von aktiven und passiven Kräften vorgenommen (Abb. 241, 246). Bei der Mundöffnung wird der Discus articularis zum Tuberculum articulare hin transportiert.

Diese Verschiebung erfolgt muskulär durch den oberen Kopf (venter superior) des M. pterygoideus lateralis, dessen Fasern zum Teil am disko-kapsulären System ansetzen und dadurch bei Kontraktion den Diskus direkt nach vorne ziehen können.

Abb. 246

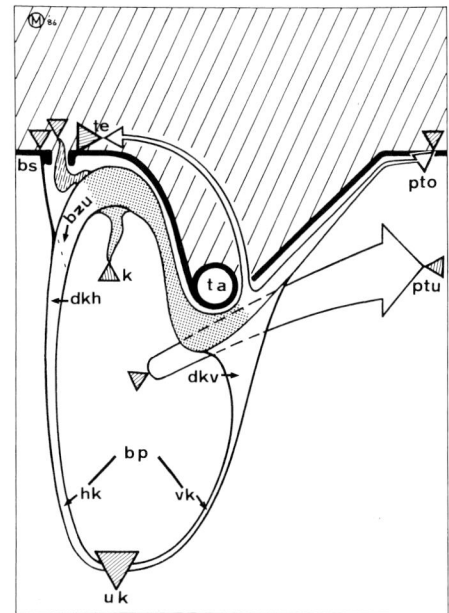

In Abb. 246 sind dargestellt Ursprung, Ansatz und Zugrichtung der Muskeln, die mit dem disko-kapsulären System in Verbindung stehen sowie die Faszienbeziehungen des Systems.

Ursprung und Ansatz sowie Zugrichtung von M. pterygoideus lateralis oberer Kopf (pto), unterer Kopf (ptu), M. temporalis (te). Die pars profunda des M. masseter ist von der Bindegewebsplatte (bp) – bestehend aus Fascia parotis und masseterica – bedeckt, so daß sie nicht sichtbar ist.

Oberer Schenkel (bzo), unterer Schenkel (bzu) der bilaminären Zone. Direkte Anheftung des Diskus an den Kondylus (k) = „laterales Kollateralband".

Vorderkante (vk) und Hinterkante (hk) der Bindegewebsplatte, die aus Fascia parotis und masseterica besteht, ihre Fixierung an der Schädelbasis (bs), am Unterkiefer (uk) und am disko-kapsulären System vorne (dkv) und hinten (dkh).

Die Kontraktion der Muskeln führt bei der Mundöffnung zum Vorgleiten und Kippen des Diskus, wobei das Tuberculum articulare (ta) als Hypomochlion dient. Als Antagonist gegenüber dem unteren Kopf des M. pterygoideus lateralis wirkt die muskuläre – über die pars profunda des M. masseter – und bindegewebige laterale Befestigung (dkv) des disko-kapsulären Systems, so daß der Diskus auf seiner Bewegungsbahn gehalten wird.

Die Rückführung des Diskus erfolgt vorwiegend passiv über den hinteren Anteil der Bindegewebsplatte (dkh). Sie ist im Bereich des Angulus mandibulae am Unterkiefer (uk) fixiert und kann deshalb den Diskus während des Kieferschlusses nach hinten ziehen und ihn in jeder beliebigen Unterkieferstellung im Zusammenspiel mit den übrigen Strukturen, vor allem mit Hilfe der Kontraktionsänderung der Muskeln, fixieren. Gleichzeitig wird die Kongruenz der Gelenkflächen durch die „geführte" Rückstellung des Diskus gewährleistet.

Die größere Faserportion des gleichen Muskels bewegt jedoch den Processus condylaris – in dessen Fovea pterygoidea sie ansetzt – zum Tuberculum articulare hin. Dabei soll der Diskus zwischen Gelenkkopf und Gelenkpfanne eingeklemmt und passiv mitgeführt werden. Diese Vorstellung einer Zwangsführung des Diskus durch den Processus condylaris wird gestützt durch seine mediale und laterale Befestigung an dem Knochenfortsatz.

Die Vorwärtsbewegung des Diskus wird jedoch erst ermöglicht durch eine Dehnung des oberen Schenkels der bilaminären Zone, der reichlich elastische Fasern enthält. Gleichzeitig wird durch die Verbindung des disko-kapsulären Systems mit dem oberen Kopf des M. pterygoideus lateralis und dem M. temporalis bei deren Tonuserhöhung eine Kippung des Diskus um das Tuberculum articulare erreicht und damit ein ständiger belastungsgerechter Kontakt zwischen Diskus und Caput mandibulae hergestellt.

Die laterale Sicherung der Bahnbewegung des Diskus übernehmen Fascia parotis, Fascia masseterica und die tiefe Portion des M. masseter, die in das disko-kapsuläre System einstrahlen. Sie wirken bei ihrer Anspannung der Zugrichtung des unteren Kopfes des M.pterygoideus lateralis entgegen. Sie können diese Funktion ausüben entweder – wie der tiefe Kopf des M. masseter – durch Eigenkontraktion oder durch Formänderungen des mit ihnen fest verbundenen Muskels bzw. der Drüse.

Für die Rückführung des Discus articularis ist im wesentlichen die hinter dem retroartikulären Polster ausgespannte Bindegewebsplatte verantwortlich zu machen. Ihr punctum fixum befindet sich an der Schädelbasis, ihr punctum mobile im Bereich des Angulus mandibulae. Medial und lateral ist sie mit dem disko-kapsulären System fest verbunden. Durch Schließbewegungen des Unterkiefers kommt es deshalb zu einer passiven Rückführung des Discus articularis nach hinten unten.

Die Geschwindigkeit der Diskusrückführung wird, um den ständigen engen belastungsgerechten Kontakt zwischen Diskus und Caput mandibulae einerseits und der Facies articularis der Fossa mandibularis andererseits auch bei Schließbewegungen des Unterkiefers zu gewährleisten, durch den oberen Kopf des M. pterygoideus lateralis und wahrscheinlich auch den M. temporalis dosiert, die dazu das Tuberculum articulare als Hypomochlion benutzen. Mit dieser „geführten" Rückstellung des Diskus wird gleichzeitig der obere Schenkel der bilaminären Zone entspannt und der Diskus an seinen Aufhängeort zurückgebracht.

Die beschriebenen Möglichkeiten der Positionierung des Diskus im Gelenk sind Grundlage für die funktionsgerechte Übertragung des Kaudrucks vom Gelenkkopf auf die Pfanne. Das harmonische Zusammenspiel dieser aktiven und passiven Kräfte gewährleistet dadurch in jeder beliebigen Unterkieferstellung eine physiologische Beanspruchung des Gelenks.

Deshalb sind Voraussetzung für die ungestörte Gelenkfunktion eine regelrechte Ausbildung aller beteiligten Strukturen und eine „individuelle" habituelle Interkuspidation (physiologische Okklusion). Die physiologisch zentrale Lage des Kopfes in der Pfanne – individuell unterschiedlich – wäre dann in der Interkuspidation zu erwarten.

Schrifttum

Gerber A.: Okklusion, Kaudynamik und Kiefergelenke in der europäischen Forschung und Prothetik. In: Europäische Prothetik heute. Hrsg. von F. Schön und F. Singer. Quintessenz Verlag, Berlin 1978.

Gernet, W.: Funktionsanalysen im stomatognathen System. Vergleichende Untersuchungen. Hanser Verlag, München 1982.

Hansson, T.: Temporomandibular joint changes related to dental occlusion. In: Solberg, W. K. and Clark, G. T.: Temporomandibular joint problems. Quintessenz Publishing Co., Chicago-Berlin 1980.

Kawamura, Y. and *R. Dubner:* Oral facial sensory and motor functions. Quintessenz Publishing Co., Tokyo 1981.

Møller, E.: Neuromuskuläre Aspekte der normalen und der gestörten Funktion des mastikatorischen Systems. In: Kiefergelenk und Okklusion. Hrsg. von W. Drücke und B. Klemt. Quintessenz Verlag, Berlin 1980.

Mühlbradt, L.: Grundzüge der Neurophysiologie des Kauorgans. Dtsch. Zahnärztl. Z. 31, 282 (1976).

Öberg, T. and *G. E. Carlsson:* Macroscopic and microscopic anatomy of the temporomandibular joint. In: Zarb, G. A. and G. E. Carlsson: Temporomandibular joint function and dysfunction. Munksgaard, Copenhagen/Mosby, St. Louis 1979.

Schmid, F.: Zur Neuroanatomie, Pathogenese und Therapie des Kiefergelenkschmerzes. Dtsch. Zahnärztl. Z. 28, 976 (1973).

Steinhardt, G.: Funktion und strukturelle Veränderungen der Kiefergelenke. In: Europäische Prothetik heute. Hrsg. F. Schön und F. Singer. Quintessenz Verlag, Berlin 1978.

4

Zur Diagnostik und Differentialdiagnostik

Dieser letzte Komplex soll als Screening-Verfahren verstanden werden, um die Patienten rechtzeitig wegen non-dentalen Problemen zu anderen Fachärzten überweisen zu können. Dadurch wird verhindert, daß der Patient mit dem Schmerz-Stadium I (akuter, subakuter Schmerz) oder mit dem Stadium II (lang anhaltender oder Dauerschmerz) ins Stadium III (chronischer Schmerz mit multiplen und sich ausbreitenden Faktoren) abrutscht.

Allgemeine Anamnese und spezielle Anamnese sollen das Individuelle des Patienten herausarbeiten.

Symptomatik und Ätiologie erleichtern das Erheben der Differentialdiagnose. Der enge Zusammenhang zwischen geänderten vegetativen Körperfunktionen (erhöhte Herz- und Atemfrequenz, Körpermotorik sowie vermehrtes Schlucken) und der Unterkiefermotorik deutet auf die psychosomatische und psychomotorische Komponente derartiger Vorgänge hin.

4.1 Anamnese (siehe Gesichts-Kopf-Schmerzfragebogen im Anhang)

4.1.1 Allgemeine Anamnese

a) angeborene Erkrankungen bzw. Schäden
b) Traumata
c) Entzündungen
d) Tumoren
e) Stoffwechselstörungen
  - Hormonstoffwechsel
    Schilddrüsenfunktion (Hyper- bzw. Hypothyreose)
    gynäkologisch-endokrinologische Funktion (Menstruation, Klimakterium)
  - Vitamin- und Elektrolytstoffwechsel
    (Ernährungsverhalten, Verdauungsstörungen)

f) interne Erkrankungen
  - rheumatische Beschwerden
  - Herz- und Kreislauferkrankungen (Blutdruck)

g) orthopädische Erkrankungen
  - Wirbelsäule
  - Nacken-, Hals- und Schultermuskulatur, Rückenmuskulatur
  - Bindegewebe

h) hals-nasen-ohrenärztliche Erkrankungen
  - Nasen-Nebenhöhlenerkrankungen
  - Mittelohrerkrankungen

i) neurologische Erkrankungen
  - peripheres und zentrales Nervensystem

j) psychosozialer Hintergrund (psychosomatische Aspekte)

4.1.2 Spezielle Anamnese

4.1.2.1 Wann traten die Beschwerden erstmalig auf?

a) nach einem Trauma
b) nach einem grippalen Infekt
c) nach einer zahnärztlichen Behandlung
   (zeitlicher Faktor: sofort danach oder einige Zeit später?)
d) nach einem vorausgegangenen, länger bestehenden Knacken
e) nach dem Essen (z. B. nach Abbeißen von einem Apfel)
f) nach einer weiten Mundöffnung (z. B. Gähnen, Singen)
g) nach einer besonderen psychischen Belastungssituation (z. B. Examen, Berufs-
   wechsel, Arbeitslosigkeit, Umzug, familiäre Konflikte, gesundheitliche Probleme)

4.1.2.2 Wann treten die Beschwerden auf und wodurch werden sie ausgelöst?

a) während oder nach dem Essen
b) nach längerem Sprechen
c) nach dem Aufwachen (morgens am stärksten)
d) im Verlauf des Tages zunehmend
e) am Wochenende und im Urlaub am stärksten
f) während der Arbeit (Beruf, Haushalt)

4.1.2.3 Wo und wie wird der Schmerz lokalisiert?

a) stechend, exakte punktförmige Lokalisation (arthrogener Schmerz)
b) dumpf-ziehend bzw. Druckgefühl, flächenhafte Lokalisation (myogener Schmerz)

4.1.2.4 Dauer der Beschwerden?

4.1.2.5 Periodizität der Beschwerden?

a) Witterungsabhängigkeit
b) Tageszeitabhängigkeit
c) hormonelle Abhängigkeit (Zyklus)

4.1.2.6 Schmerzverlauf?

a) langsamer Beginn mit kontinuierlicher Zunahme
b) plötzlicher und einschießender Schmerz
c) Dauerschmerz

4.1.3 Symptomatik (subjektive Angaben des Patienten)

a) Knack- und/oder Reibegeräusche der Kiefergelenke
b) Schmerzen
   - Gelenkregion (z. B. „vor dem Ohr")
   - Gesicht
   - Kopf- und Halsbereich
   - Zähne und Alveolarfortsatz
c) Deviation des Unterkiefers
d) eingeschränkte Mundöffnung
e) Schleimhautbrennen im Mund bzw. Rachenbereich
f) Geschmacksstörungen
g) verminderte bzw. vermehrte Speichelsekretion
h) Tränenfluß (meist einseitig auftretend), Rhinitis
i) Juckreiz (Nasenflügel, äußerer Gehörgang)
j) Hörstörungen, Tinnitus
k) Gleichgewichtsstörungen
l) Frontzahnwanderung (Auffächerung, ggf. Zahnlockerung)
m) überempfindliche Zähne oder Zahnhälse, Zahnfleischbluten
n) Gesichtsschwellungen, offene Lippen (Wangen)
o) Rötung und Hitzegefühl des Gesichtes

4.2 Diagnostik

4.2.1 Ätiologische Faktoren

a) pathologische Zahnwanderung (Kippungen, Elongationen)
b) Zahnverlust
   - einzelner Zähne
   - Stützzonenverlust
c) Mobilitätssteigerung der Zähne
d) starke Abrasionen
e) Okklusionsstörungen
   - Mikrotraumen ($<$ 100 Mikrometer)
   - Makrotraumen ($>$ 100 Mikrometer)
f) veränderte Kieferrelation
g) fehlende bzw. insuffiziente zahnärztliche Rehabilitationsmaßnahmen
h) intraartikuläre Weichgewebserkrankungen (Diskopathie, internal derangement)
i) mandibuläre Dysfunktionen
   - mit Zahnkontakt (Knirschen, Pressen, Spielstellungen, Bruxismus)
   - ohne Zahnkontakt (orofaziale Dyskinesien, oral habits, s. Schema)
j) sekundär als Folge primärer Kiefergelenkerkrankungen (z. B. Polyarthritis)
k) sekundär als Folge traumatischer Einflüsse
l) sekundär als Folge kieferchirurgischer Eingriffe (Dysgnathiepatienten)

Abb. 247
Mögliche Folgen
von oralen
Habits

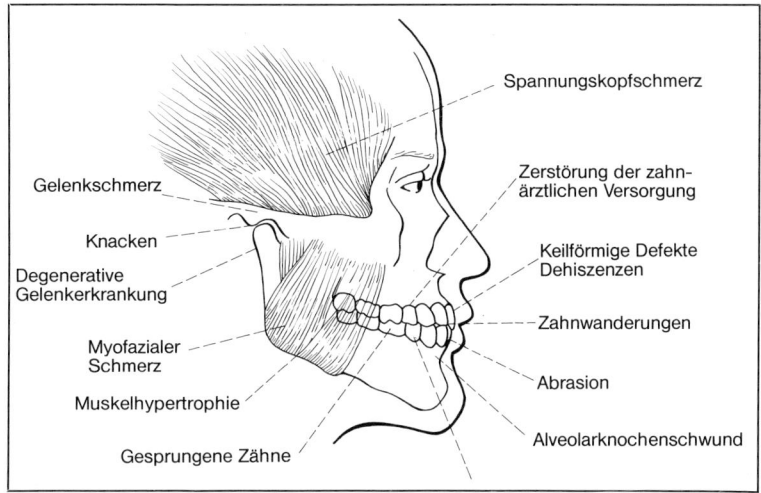

Spannungskopfschmerz

Zerstörung der zahn-
ärztlichen Versorgung

Gelenkschmerz

Keilförmige Defekte
Dehiszenzen

Knacken

Degenerative
Gelenkerkrankung

Zahnwanderungen

Myofazialer
Schmerz

Abrasion

Muskelhypertrophie

Alveolarknochenschwund

Gesprungene Zähne

4.2.2 Ätiologiemodelle

a) *mechanische Verlagerungstheorie*
   Disharmonie zwischen Kondylenposition und Okklusion;
   kondyläre Fehlpositionierung in kaudaler, kranialer, dorsaler und ventraler Richtung möglich.
b) *neuromuskuläre Theorie*
   Disharmonie zwischen Okklusion und Kiefergelenk;
   primärer Faktor ist die Okklusionsstörung mit nachfolgenden Einflüssen auf das neuromuskuläre System und das Kiefergelenk.
c) *psycho-physiologische Theorie*
   Überbelastung und Ermüdung der Kaumuskulatur (z. B. durch psychische Einflüsse) führt *primär* zu Muskelspasmen.
d) *Muskeltheorie*
   Hyperaktivität der Kaumuskulatur (z. B. durch Streß, allg. Erkrankungen, chronische Okklusionsstörungen) ist hier der primäre Faktor.
e) *psychologische Theorie*
   hervorragende Bedeutung emotional-verhaltensbedingter Einflüsse sowie spezifischer Persönlichkeitsmerkmale und verminderte Schmerztoleranz.

4.3 Differentialdiagnostik

4.3.1 Rheumatische Erkrankungen

4.3.1.1 Entzündliche Formen

a) chronische Polyarthritis (KG-Befall: 7%)
  - Ruheschmerz, in Funktion zunehmend
  - Kapselschwellung
  - lokalisierter Druckschmerz
  - röntgenologisch erst im Spätstadium erkennbar
b) chronisch juvenile Polyarthritis (KG-Befall: 13−35%)
  - Wachstumsstörung mit nachfolgender Gesichtsasymmetrie (Vogelgesicht)
c) Psoriasis-Arthritis (KG-Befall: 7%)
  - foudroyanter Verlauf
d) Spondylitis ankylosans (KG-Befall: ca. 6%)

4.3.1.2 Degenerative Formen

- Chondrozytenfehlfunktion führt letztlich zu chronischen Knorpelreizen bzw. Knorpelschäden und nachfolgend zur reaktiven Osteophytenbildung
- initial bestehen Schmerzen, im späteren Stadium bestehen lediglich in Funktion Schmerzen
- Krepitation (vor allem im höheren Alter und fortgeschrittenen Stadium)
- röntgenologische Veränderungen (Sklerosierung, Randzackenbildung, Abflachung, Defekte)

4.3.1.3 Weichteilrheumatische Formen

- Zielorgane: Sehnen, Muskulatur, Bursen, Faszien, periartikuläre Gewebe
- Symptomatik: Muskelschmerzen
                Besserung durch Wärme und in Funktion
                Verschlechterung durch Kälte und bei Überlastung
                Hyper- und Dysästhesien

4.3.2 Pararheumatische Erkrankungen

4.3.2.1 Gicht (Arthritis urica)

- im Kiefergelenk sehr selten beobachtet

4.3.2.2 Morbus Reiter

- Symptomentrias: Arthritis, Konjunktivitis, Urethritis

4.3.2.3 Morbus Behcet

● aphthöse Stomatitis
● Arthritis
● Schleimhautulzerationen

4.3.2.4 Sjögren-Syndrom

● Kollagenose
● Polyarthritis
● Parotitis

4.3.3 Weitere Erkrankungen, die Kopf- und Gesichtsschmerzen als Symptom haben

Herpes zoster-Affektionen (N.V), Bing-Horton-Syndrom, Cluster Headache, zerviko-gener Schmerz, HWS-Schleudertrauma, NNH-Affektionen, postoperative oder post-traumatische Schmerzen, Medikamentenabusus (Ergotamin, Paracetamol, Diaze-pam, Barbiturate mit Codein als psychotrope Wirkung und Abhängigkeit), seltene Gesichtsneuralgien, „idiopathische" Trigeminusneuralgie, Aurikulotemporalis-Neu-ralgie, chronisch paroxysmale Hemikranie, Migräne, Neurosen, Psychosen, Persön-lichkeitsstörungen, endogene Depression, Hysterie und Konversionsneurose, Kory-phäen-Killer-Syndrom, Tumoren.

4.3.4 Zusätzliche differentialdiagnostische Verfahren

Medikamentöse Verfahren (Analgetika, Antiepileptika, Hormone, Psychopharmaka u.a.), elektrisches Stimulationsverfahren, Krankengymnastik, physikalische Verfah-ren, Neuraltherapie, Regionalanästhesie (Blockaden), Akupunktur, manualmedizini-sche Verfahren, Entspannungsverfahren (Autogenes Training, Biofeedback) und Ver-haltenstherapie u. a.

4.4 Endgültige Diagnose

Die mittels der Funktionsdiagnostik ohne und mit Hilfsmitteln gewonnenen Informa-tionen sowie die vom Patienten geschilderten Beschwerden führen zur *Diagnose:*

Funktionell gesund,
Funktionell krank mit den Unterteilungen:
    Funktionsstörungen (ohne Schmerzen) kompensiert,
    Funktionsstörungen (mit Schmerzen) dekompensiert,
        Myopathie, Arthropathie, Myoarthropathie, myofaziales Schmerzsyndrom, Dys-funktion-Schmerz-Syndrom, Cervico-cranio-mandibular-disease,
    Bewegungsstörungen der Kiefergelenke,
    Neuromuskuläre Funktionsstörung,
    Funktionelle Inkoordination.

Können die Beschwerden des Patienten, die auf *Funktionsstörungen* bzw. *funktionellen Inkoordinationen* beruhen, mit den beschriebenen Mitteln (z. B. Aufbißschiene, Einschleifen) behoben werden, sind *keine* weiteren anamnestischen Befunde oder Untersuchungen notwendig.

Können die Beschwerden des Patienten aber nur gelindert werden oder zeigen sie keine Veränderung, so ist eine weiterreichende medizinische und zahnmedizinische Anamnese mit entsprechenden speziellen Untersuchungen notwendig.

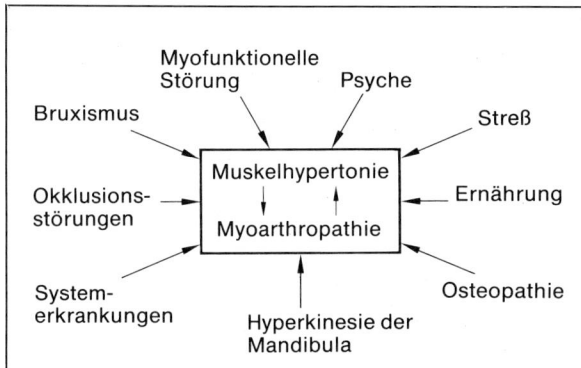

Abb. 248
Einflüsse, die auf
die Muskulatur
und die Gelenke wirken

Nomenklatur

Nomenklaturvorschläge des Arbeitskreises Funktionelle Gebißanalyse der Deutschen Gesellschaft für Zahn-, Mund- und Kieferheilkunde

1. *Okklusion:*
   Jeder Kontakt zwischen Oberkiefer- und Unterkieferzähnen.

2. *Habituelle Interkuspidation* (IOP; früher habituelle Okklusion):
   Zusammenschluß der Oberkiefer- mit den Unterkieferzähnen im maximalen Vielpunktkontakt.

3. *Traumatisierte Okklusion* (früher traumatische Okklusion):
   Eine Okklusion, die durch Fehlbeanspruchung einzelner Zähne oder Zahngruppen zu Veränderungen im stomatognathen System führen kann.

4. *Scharnierachse:*
   Eine gedachte Achse, um die sich die Kondylen bei der Öffnungs- und Schließbewegung des Unterkiefers drehen.

5. *Terminale Scharnierachsenposition* (TSP; früher zentrale Relation):
   Hierbei befinden sich die Scharnierachse in der retralen und kranialen Lage, die Kondylen in nicht seitenverschobener Position. Als Referenzpunkte dienen die scheinbaren Durchtrittsstellen der Achse durch die Haut.

6. *Retrale Kontaktposition* (retrudierte Kontaktposition, terminale Kontaktposition = TKP):
   Die Okklusion in terminaler Scharnierachsenposition.

7. *Bestimmung der Kieferrelation* (früher Bißnahme):
   Maßnahmen zur dreidimensionalen Festlegung der Unterkieferposition gegenüber dem Oberkiefer.

8. *Ruhelage* (Ruheschwebe):
   Unbewußte Abstandshaltung des Unterkiefers vom Oberkiefer. Dabei besteht keine Okklusion.

9. *Protrusion:*
   Eine Bewegung des Unterkiefers, bei der sich beide Kondylen gleichzeitig nach ventral bewegen.

10. *Laterotrusion:*
    Eine Bewegung, bei der der Unterkiefer von der Medianebene nach lateral schwenkt.

11. *Laterotrusionsseite* (Arbeitsseite):
    Die Seite des Unterkiefers, die sich bei einer Lateralbewegung von der Medianebene wegbewegt.

12. *Mediotrusionsseite* (Nichtarbeitsseite, Leerlaufseite, Balanceseite):
    Die Seite des Unterkiefers, die sich bei einer Lateralbewegung zur Medianebene hinbewegt.

13. *Bennett-Bewegung:*
Seitliches, räumliches Versetzen des Unterkiefers während der Lateralbewegung.

14. *Bennett-Winkel:*
Der Bennett-Winkel wird gebildet durch die Kondylenbahn der Mediotrusionsseite mit der Medianebene bei einer Lateralbewegung. Er wird dargestellt durch die Projektion folgender zwei Geraden auf die Frankfurter Horizontale:
a) eine Parallele zur Medianebene,
b) eine Gerade, die Anfang und Ende der Bahn eines Kondylenpunktes bei der Mediotrusionsbewegung verbindet.

15. *Kondylenbahn:*
Die Bahn, die ein bestimmter Punkt des Kondylus während der Bewegung durchläuft. Dieser Punkt liegt auf der Scharnierachse.

16. *Kondylenbahnwinkel:*
Er wird gebildet durch die Projektion folgender Geraden auf die Medianebene:
a) eine Parallele zu einer durch Schädelbezugspunkte festgelegten Geraden. Die jeweiligen Bezugspunkte sind anzugeben (z. B. Frankfurter Horizontale, Scharnierachse-Orbitalebene),
b) eine Gerade, welche gegeben ist durch die Verbindung zweier Punkte der Kondylenbahn. Der erste Punkt gibt die terminale Scharnierachsenposition an, der zweite Punkt liegt protrusiv davon.

17. *Inzisalführung:*
Die durch das Gleiten der Unterkieferfrontzähne an den Oberkieferfrontzähnen bedingte Führung des Unterkiefers bei der Protrusion.

18. *Balancierte Okklusion:*
Kontakte, die während aller Bewegungen des Unterkiefers auf der Laterotrusions- und Mediotrusionsseite gleichmäßig auftreten.

19. *Okklusionsebene:*
Eine Ebene, die am bezahnten Kiefer dargestellt wird und die durch 3 Punkte bestimmt ist:
Berührungspunkt der Schneidekanten der unteren mittleren Schneidezähne und der disto-bukkalen Höcker der zweiten unteren Molaren in habitueller Interkuspidation.

Anhang

Zahnärztlich funktioneller

UNTERSUCHUNGSBOGEN

Datum _____

Name _____ Vorname _____   stat. _____

Krankenkasse _____ geb. _____   amb. _____

Adresse _____

K L I N I S C H E R   F U N K T I O N S S T A T U S

1. SKD _____ mm _____ mm _____ mm   **2. Öffnen und Schließen**

3. Ruhel. _____ mm   Deviation (init., intermed., term.)

4. Palpation

Datum	re	li	re	li	re	li
M. masseter						
M. temporalis p. ant.						
p. med.						
p. post						
M. trapezius						
M. sternocleidomastoid						
M. digastricus v. post						
v. ant.						
M. pterygoideus med.						
Kiefergelenk						
Temporalissehne						
M. pterygoideus lat.						
Suprahyoidale M.						

re IOP li   re IOP li   re IOP li

5. Gelenkgeräusche   re li   re li   re li

Krepitation (Reiben)   ◯ ◯   ◯ ◯   ◯ ◯

Knacken   ◯ ◯   ◯ ◯   ◯ ◯

6. Okklusionsnebengeräusche   ja ◯   nein ◯

7. Einnehmen der TSP schmerzhaft?   ja ◯   nein ◯

8. Gleiten von TKP — IOP   symmetrisch   ja ◯   nein ◯   asymmetrisch   ja ◯ nein ◯

9. Differenz TKP : IOP   ja ◯   nein ◯   Frühkont. ————|———

>1 mm   ja ◯   nein ◯

10. Besteht eine Non- od. Hyperokklusion?   li ◯   re ◯   post ◯   ant ◯

11. Unterkiefermobilität   **Balance-Interferenzen**   Protrusion (_____ mm)   (P)

IOP

18 17 16 15 14 13 12 11	21 22 23 24 25 26 27 28
48 47 46 45 44 43 42 41	31 32 33 34 35 36 37 38

re lat.   li lat.   Seitbißbewegung nach rechts (_____ mm)   (LR)

AS

18 17 16 15 14 13 12 11	21 22 23 24 25 26 27 28
48 47 46 45 44 43 42 41	31 32 33 34 35 36 37 38

BS

Seitbißbewegung nach links (_____ mm)   (LL)

BS

18 17 16 15 14 13 12 11	21 22 23 24 25 26 27 28
48 47 46 45 44 43 42 41	31 32 33 34 35 36 37 38

AS

12. Gelenkresilienz

	R	L
<0,3		
0,3—0,9		
>0,9		

13. Provokationstest   IOP ◯   P ◯   LR ◯   LL ◯

14. Zeigen Kiefergelenk-Röntgenaufn. (Schüller) Besonderheiten?   ja ◯   nein ◯

15. Hinweise auf: Knirschen ◯   Pressen ◯   Impressionen ◯

Druck-Service Lang GmbH., Kaiserstraße 41, 6500 Mainz, Telefon (06131) 614534

236

Schmerzgebiete:

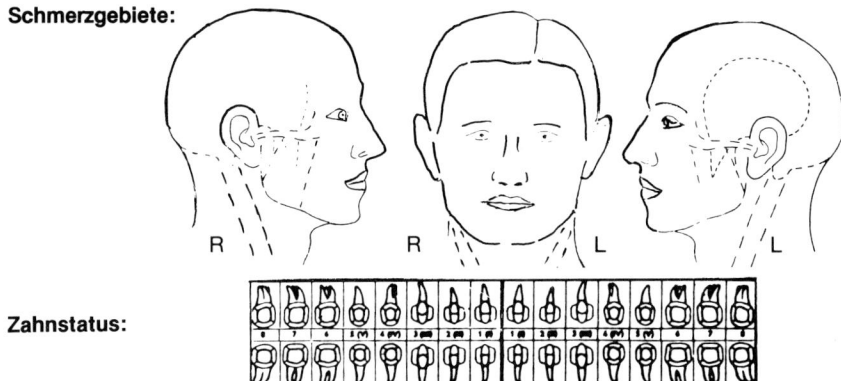

R R L L

Zahnstatus:

Anamnese:

Instrumenteller Funktionsstatus

Modellherst. am: _____

zentraler Stützstift	ja ⃝ nein ⃝

Gelenkbahnwerte _____|_____

Axiographie_____

Pantographie _____

Incisalstift — Differenz   RKP _____
                            IOP _____

arbiträre Übertragung   ja ⃝   nein ⃝

individuelle Übertragung   ja ⃝   nein ⃝
enorales Wachsregistrat TSP   ja ⃝   nein ⃝
lat. Exkursion   ja ⃝   nein ⃝
Protrusion   ja ⃝   nein ⃝
Frühkontakt   _____|_____
Gleiten   ja ⃝   nein ⃝

Kondylen verschoben nach:
ventral/dorsal   re_____ li_____
cranial/caudal   re_____ li_____
seitenverschoben   re_____ li_____

Siebert/Michel 1982

KLINISCHER FUNKTIONSSTATUS
der Arbeitsgemeinschaft für Funktionsdiagnostik in der DGZMK

Name · Vorname

Praxisstempel

Anschrift

Geburtsdatum | Telefon

Datum

VORGESCHICHTE

ja nein

1. Liegt eine Allgemeinerkrankung vor ? ☐ ☐
2. Nehmen Sie Medikamente ? ☐ ☐
3. Erlitten Sie einen Unfall oder Schlag ? ☐ ☐
4. Waren / sind Sie letztes Jahr in Behandlung bei
   Zahnarzt ? ☐ ☐
   Arzt ? ☐ ☐
   Facharzt ? ☐ ☐
5. Haben Sie Schmerzen oder Beschwerden im / am
   Kopf (allgemein) ? ☐ ☐ ☐
   Nacken ? ☐ ☐ ☐
   Ohrbereich / Kiefergelenke ? ☐ ☐ ☐
   Schläfen ? ☐ ☐ ☐
   Andere wo ? _____ ☐ ☐ ☐
6. Beeinflussen Ihre Beschwerden Ihr Wohlbefinden
   oder Ihre Leistungsfähigkeit ? ☐ ☐ ☐
7. Kiefergelenkgeräusche seit ? _____ ☐ ☐ ☐
8. Sind ein oder mehrere Zähne schmerzhaft /
   empfindlich ? ☐ ☐ ☐
9. Waren / sind Kauen oder Mundöffnung behindert ? ☐ ☐ ☐
10. Können Sie mit den Zähnen knirschen / pressen ? ☐ ☐ ☐

Bewertung ☐

Schmerzlokalisation
(nach Angaben des Patienten)

ausstrahlend = ⁄

Angaben zur Anamnese

_____
_____
_____
_____
_____
_____
_____

_____
_____
_____
_____
_____
_____
_____
_____
_____

DIAGNOSE (N)

_____
_____
_____

BEHANDLUNGSPLAN · WEITERE DIAGNOSTISCHE MASSNAHMEN

☐ Physiotherapie
☐ Selbstbeobachtung
☐ Physikalische Maßnahmen
☐ Bißführungs- und Entspannungsplatte
☐ Andere

☐ Modelle
☐ Instrument. Funktionsanalyse (bes. Dokumentation)
☐ Instrument. Okklusionsdiagnostik (bes. Dokumentation)
☐ Röntgen
☐ Andere / Facharztüberweisung

BEFUNDE (Datum _____)

1. GELENKGERÄUSCHE

☐ ja   ☐ nein | R = Reiben
                   K = Knacken

R öffnen **L**   **R** schließen **L**

R	K		R	K					R	K		R	K
					initial	terminal							
					interm.	interm.							
					terminal	initial							

☐ Andere _____

2. GELENKBEREICH DRUCKDOLENT

☐ ja   ☐ nein

	R	L
von lateral	☐	☐
von dorsal	☐	☐

3. MUSKELBEFUND: DRUCKDOLENZ

1 = Mißempfindung
2 = Schmerz

	R	L
M. masseter prof.		
superfic.		
M. temporalis ant.		
post.		
M. suboccip.		
M. trapezius		
M. sternocleidomast.		
M. digastr. venter post.		
Temporalissehne		
M. pterygoid. lat.		
med.		
Mundboden		
Zunge		

4. MOBILITÄT DES UK

1 = behindert
2 = schmerzh.

	mm	1	2
SKD aktiv			
passiv			
RL			
LL			
P			
Sprechabstand			
Schließen in RP			

5. KLINISCHE OKKLUSIONSPRÜFUNG

	ja	nein
IP – stabil		
IP ⇔ RP		

Gleiten RP / IP _____ mm

Frontzahnüberbiß in IP

horizontal (ant. - post.) _____ mm

vertikal (cranio - caudal) _____ mm

Kontaktbeziehung	R			L		
	Molaren	Prämolaren	Frontzähne		Prämolaren	Molaren
IP						
RP						
RL						
LL						
P						

6. RESILIENZTEST   R = _____ mm   L = _____ mm

7. PROVOKATIONSTEST   pos. ☐   neg. ☐

8. HINWEISE AUF PARAFUNKTIONEN

_____
_____
_____

9. WEITERE BEFUNDE (NAP, Lymphkn., Gelenkröntgen)

_____
_____
_____

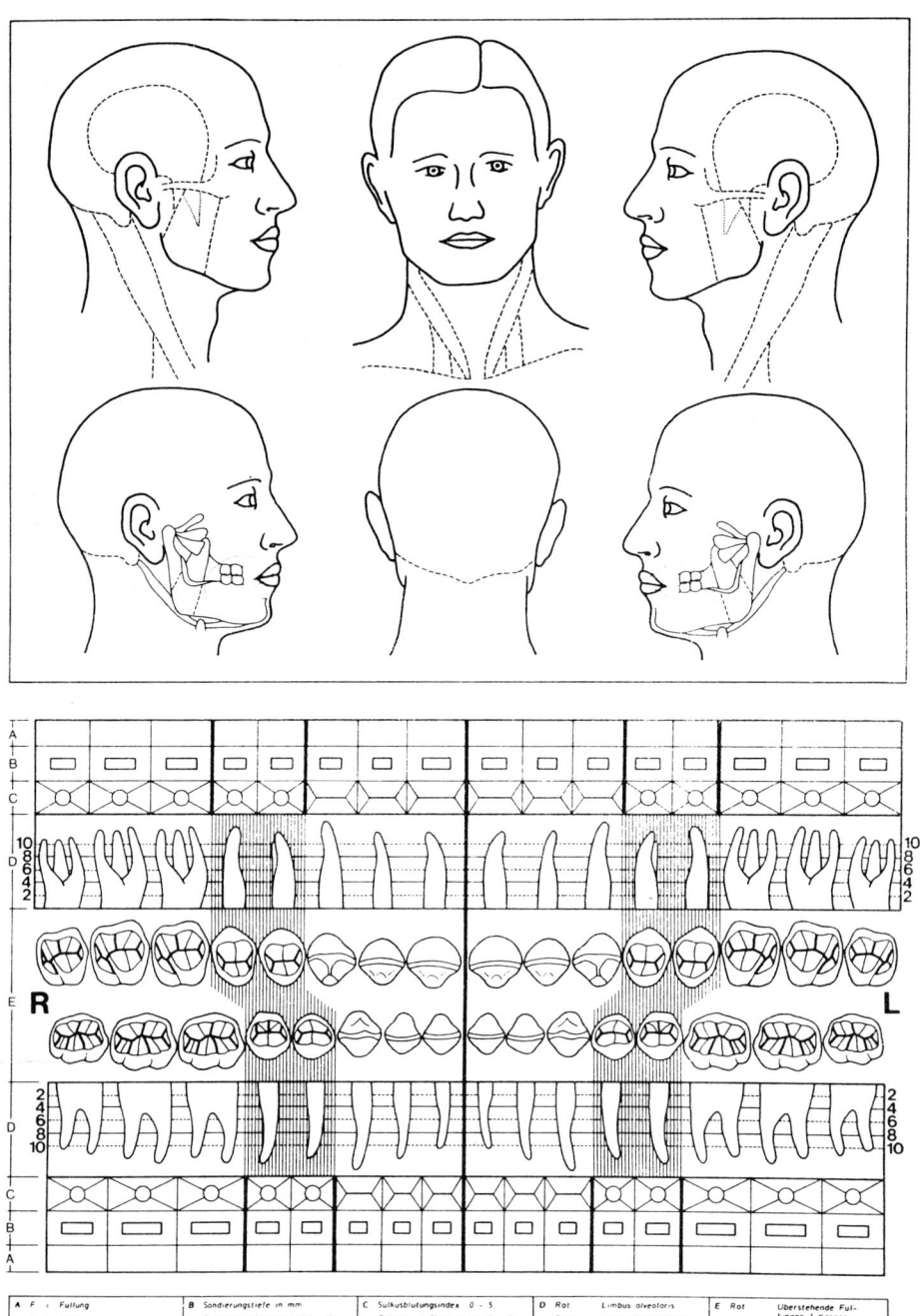

BESONDERE DOKUMENTATION

VERLAUFSKONTROLLE

Datum	Schmerzen allgemein	Gelenk-beschwerden	Gelenk-geräusche	Muskulatur (Druckdolenz)	Mobilität

+ Besserung   − Verschlechterung   0 unverändert

KLINIKUM DER PHILIPPS-UNIVERSITÄT MARBURG

Medizinisches Zentrum für Zahn-, Mund- und Kieferheilkunde
Abteilung für Zahnersatzkunde

Funktionsbereich Gebißfunktionslehre

Gesichts-Kopf-Schmerzfragebogen

Name: _____ Geburtsname: _____

Vorname: _____ Geburtsdatum: _____

Straße, Hausnummer: _____

Postleitzahl: _____ Wohnort: _____

Telefon: Vorwahl _____ Anschluß _____

Geschlecht: männlich 1 ◯ weiblich 2 ◯

Konfession: ev. 1 ◯ röm.-kath. 2 ◯ jüd. 3 ◯ moham. 4 ◯

sonstiges 5 ◯

Personenstand: ledig 1 ◯ verheiratet 2 ◯ eheähnliche Beziehung 3 ◯

verwitwet 4 ◯ geschieden 5 ◯

Hausarzt / überweisender Arzt: Name: _____

Straße, Hausnummer: _____

PLZ – Wohnort: _____

Krankenkasse für ambulante Behandlung: _____

in (Ort): _____

Krankenkasse für stationäre Behandlung: _____

in (Ort): _____

Stammversicherter: _____ _____

Siebert/Gerbershagen/Michel

242

geboren: _____ Beruf: _____

Arbeitgeber: _____

Zusatzversicherung für stationäre Behandlung   nein: ◯   ja: ◯

Ihr Beruf: _____ arbeitslos   nein: ◯   ja: ◯

Rentner: nein: ◯   ja: ◯   Rentner auf Zeit nein: ◯   ja: ◯

Rentenantrag gestellt: nein: ◯   ja: ◯

Sind Sie gehfähig?   nein: ◯   ja: ◯

Sind Sie bettlägerig?   nein: ◯   ja: ◯

Können Sie sich selbst versorgen (essen, trinken, anziehen)? nein: ◯   ja: ◯

Haben Sie Angehörige, die Sie zu Hause versorgen?   nein: ◯   ja: ◯

Leben Sie in einem Altenheim?   nein: ◯   ja: ◯

Anweisung für das Ausfüllen des Schmerzfragebogens (G-K-S-Bogen):
Bitte lesen Sie zunächst jeweils die Frage und die möglichen Antworten durch. Entscheiden Sie dann, welche Antwort bzw. welche Antworten für Sie zutreffen. Kreuzen Sie diese bitte an. Bitte beachten Sie die Seitenangabe rechts und links; für die Angabe „beiderseits" kreuzen Sie bitte rechts UND links an. Wo besonders vermerkt, können auch Mehrfachangaben gemacht werden; sonst machen Sie bitte jeweils nur eine Angabe!

Teil I
Viele unserer Patienten können zwischen mehreren Arten von Gesichts- bzw. Kopfschmerzen unterscheiden. Dieser 1. Fragebogen gilt nur für Ihren 1. oder Haupt-Gesichts- und/oder Kopfschmerz.

1. Können Sie zwischen verschiedenen Gesichts-Kopfschmerzen unterscheiden?

nein ◯   ja ◯

zwischen zwei Schmerzarten ◯

zwischen drei Schmerzarten ◯

zwischen vier Schmerzarten ◯

2. Wo haben Sie Ihre Kopf-Gesichts-Schmerzen?

	rechts	links		rechts	links
im Hinterkopf	◯	◯	im Unterkiefer	◯	◯
im Schädeldach	◯	◯	im Oberkiefer	◯	◯
in der Schläfe	◯	◯	im Gaumen	◯	◯
an der Stirn	◯	◯	in der Wange	◯	◯
in der Nase	◯	◯	in der Zunge	◯	◯
um die Nase	◯	◯	in den oberen Seitenzähnen	◯	◯
im Ohr	◯	◯	in den unteren Seitenzähnen	◯	◯
hinter dem Ohr	◯	◯	in den oberen Frontzähnen	◯	◯
vor dem Ohr	◯	◯	in den unteren Frontzähnen	◯	◯
über dem Ohr	◯	◯	in der Oberlippe	◯	◯
unter dem Ohr	◯	◯	in der Unterlippe	◯	◯
hinter dem Auge	◯	◯	im Hals	◯	◯

3. Wechseln Ihre Gesichts-Kopfschmerzen oft die Gesichts-Kopfseite?

nein: ◯   ja: ◯

Welche Seite ist zumeist betroffen?

rechts: ◯   links: ◯

4. Wo fühlen Sie Ihre Gesichts-Kopfschmerzen?

in der Tiefe   rechts ◯   links ◯

oberflächlich   rechts ◯   links ◯

5. Wo beginnen Ihre Gesichts-Kopfschmerzen?

	rechts	links		rechts	links
im Hinterkopf	◯	◯	im Oberkiefer	◯	◯
im Schädeldach	◯	◯	im Gaumen	◯	◯
in der Schläfe	◯	◯	in der Wange	◯	◯
an der Stirn	◯	◯	in der Zunge	◯	◯
in der Nase	◯	◯	in den oberen Seitenzähnen	◯	◯
um die Nase	◯	◯	in den unteren Seitenzähnen	◯	◯
im Ohr	◯	◯	in den oberen Frontzähnen	◯	◯
hinter dem Ohr	◯	◯	in den unteren Frontzähnen	◯	◯
vor dem Ohr	◯	◯	in der Oberlippe	◯	◯
über dem Ohr	◯	◯	in der Unterlippe	◯	◯
unter dem Ohr	◯	◯	im Hals	◯	◯
im Auge	◯	◯	in der Schulter	◯	◯
hinter dem Auge	◯	◯	im Nacken	◯	◯
im Unterkiefer	◯	◯	in der Brust	◯	◯

6. Strahlen Ihre Kopf-Gesichts-Schmerzen aus?
(Mehrfachangaben sind möglich)

nein: ◯   ja: ◯

wenn ja, wohin?

	rechts	links		rechts	links
in den Hinterkopf	◯	◯	in den Oberkiefer	◯	◯
ins Schädeldach	◯	◯	in den Gaumen	◯	◯ ⇩

	rechts	links			rechts	links
in die Schläfe	◯	◯	in die Wange		◯	◯
an die Stirn	◯	◯	in die Zunge		◯	◯
in die Nase	◯	◯	in die oberen Seitenzähne		◯	◯
um die Nase	◯	◯	in die unteren Seitenzähne		◯	◯
ins Ohr	◯	◯	in die oberen Frontzähne		◯	◯
hinter das Ohr	◯	◯	in die unteren Frontzähne		◯	◯
vor das Ohr	◯	◯	in die Oberlippe		◯	◯
über das Ohr	◯	◯	in die Unterlippe		◯	◯
unter das Ohr	◯	◯	in die Schulter		◯	◯
in das Auge	◯	◯	in den Hals		◯	◯
hinter das Auge	◯	◯	in den Nacken		◯	◯
in den Unterkiefer	◯	◯	in die Brust		◯	◯

7. Welcher Art sind Ihre Gesichts-Kopfschmerzen?

(Bitte kreuzen Sie alle Wörter an, die irgendwie zutreffend sind)

bedrückend ◯   belästigend ◯   bohrend ◯   brennend ◯

deprimierend ◯ drückend ◯ dumpf ◯ entmutigend ◯ ermüdend ◯

glühend ◯   hämmernd ◯   heiß ◯   klopfend ◯   krampfartig ◯

kribbelnd ◯   peinigend ◯   pulsierend ◯   quälend ◯   reißend ◯

reifbandartig ◯   schneidend ◯   stechend ◯   weh ◯   ziehend ◯

8. Hat sich die Art der Gesichts-Kopfschmerzen im Laufe der Zeit geändert?

nein: ◯   ja: ◯

9. Wie beurteilen Sie die Schmerzstärke?

Die Schmerzen sind überwiegend (bitte nur 1 Antwort):

leicht ◯

mäßig stark ◯

stark ◯

fast unerträglich ◯

unerträglich ◯

10. Wie beurteilen Sie die Stärke dieser Gesichts-Kopfschmerzen im Zeitablauf?

Diese Schmerzen sind immer (= meistens) gleich stark ◯

Diese Schmerzen sind meistens vorhanden, wechseln aber häufig in der Stärke ◯

11. Sind Ihnen vor, während oder nach Ihren Gesichts-Kopfschmerzen Begleiterscheinungen aufgefallen?

nein: ◯ ja: ◯

wenn ja:

	rechts	links
Flimmern vor den Augen	◯	◯
Sehstörungen	◯	◯
Lichtempfindlichkeit	◯	◯
Doppelbildersehen	◯	◯
Tränenfluß	◯	◯
Verstopfung der Nase	◯	◯
Vermehrter Nasenfluß	◯	◯
Schwellung einer Gesichtshälfte	◯	◯
Rötung einer Gesichtshälfte	◯	◯

⇨

247

	rechts	links
Übelkeit	○	○
Geräuschempfindlichkeit	○	○
Geruchsempfindlichkeit	○	○
Brennen im Mund	○	○
Ohrklingeln, Ohrschmerz	○	○
Ohrvertäubung	○	○
Schwerhörigkeit	○	○
Zufallen des Ohres	○	○
Muskelverspannungen	○	○
Angst	○	○
Sonstiges	○	○

12. Wie häufig treten diese Gesichts-Kopfschmerzen zumeist auf?
(Kreuzen Sie bitte nur 1 Antwort an)

einmal am Tag	○
mehrmals am Tag	○
mehrmals in der Woche	○
mehrmals im Monat	○
meine Schmerzen sind dauernd vorhanden	○

13. Wie ist der langfristige Ablauf Ihrer Gesichts-Kopfschmerzen?
(Kreuzen Sie bitte nur 1 Antwort an)

kehren regelmäßig wieder (z. B. am Wochenende)	○
kehren unregelmäßig wieder (also keine festen Zeiten/Tage)	○
auf meinen Dauerschmerz überlagern sich Schmerzanfälle	○

14. Haben Sie lange schmerzfreie Zeiten?

nein: ◯   ja: ◯

15. Wie lange halten diese Gesichts-Kopfschmerzen zumeist an?
(Entscheiden Sie sich bitte für eine *einzige* Antwort)

Sekunden   ◯

Minuten   ◯

Stunden   ◯

Tage   ◯

Wochen   ◯

Meine Schmerzen sind ständig vorhanden   ◯

16. Wie entstanden Ihre Gesichts-Kopfschmerzen zeitlich gesehen?

Diese Schmerzen fingen plötzlich an   ◯

Diese Schmerzen entwickelten sich allmählich   ◯

17. Seit wann bestehen Ihre Gesichts-Kopfschmerzen?

seit 1 Monat   ◯   seit 2–5 Jahren   ◯

seit ½ Jahr   ◯   seit 5–10 Jahren   ◯

seit ½–1 Jahr   ◯   seit mehr als 10 Jahren ◯

18. Sind Ihre Gesichts-Kopfschmerzen im Laufe der Zeit stärker geworden?

nein   ◯   ja, im letzten ½ Jahr   ◯

ja, ständig   ◯   ja, im letzten Monat   ◯

ja, im letzten Jahr   ◯   ja, in den letzten Tagen ◯

19. Zu welcher Tageszeit sind Ihre Gesichts-Kopfschmerzen am stärksten?

Meine Schmerzen sind immer gleich stark ◯

morgens ◯   mittags ◯   nachmittags ◯   abends ◯

nachts, zwischen 23.00 und 3.00 Uhr ◯

nachts, zwischen 3.00 und 6.00 Uhr ◯

20. Werden Ihre Gesichts-Kopfschmerzen ausgelöst oder verschlechtern sie sich in Abhängigkeit von:
(Mehrfachangaben sind möglich)

	nein	ja		nein	ja
Wetterwechsel	◯	◯	Ärger	◯	◯
Wärme	◯	◯	Freude	◯	◯
Kälte	◯	◯	körperl. Belastung	◯	◯
Aufregung	◯	◯	Bier, Wein, Schnaps	◯	◯
Entspannung (Ruhe)	◯	◯	Speisen	◯	◯
Medikamenteneinnahme	◯	◯	Kauen, Schlucken	◯	◯
Zubeißen	◯	◯	Gähnen	◯	◯
Zähneputzen	◯	◯	Sprechen	◯	◯
Kopfdrehungen	◯	◯	Menstruation	◯	◯
Kopfhaltungen	◯	◯			

21. Führen Sie Ihre Gesichts-Kopfschmerzen auf ein besonderes Ereignis zurück?
(Mehrfachangaben sind möglich)

Nein: ◯   ja: ◯

wenn ja:

auf Krankheit	◯	auf Operation im Mundbereich	◯
auf andere Operationen	◯	auf Zähneziehen	◯
auf Unfall	◯	auf Verletzungen	◯
auf Gehirnerschütterung	◯	auf seelische Belastung	◯

(ür Frauen)

22. Sehen/sahen Sie eine Verbindung zwischen Ihren Gesichts-Kopfschmerzen und Ihrer Regel?

nein: ◯   ja: ◯

wenn ja:

seit der 1. Regel ◯

vor der Regel ◯

nach der Regel ◯

Mittelschmerz (Eisprung) ◯

nach der letzten Schwangerschaft ◯

23. Nehmen Sie Östrogenpräparate ein (Hormone, Pille)?

nein: ◯   ja: ◯

24. Sind Sie in den Wechseljahren?

nein: ◯   ja: ◯

weiß nicht: ◯
(z. B. wegen Unterleibsoperationen)

25. Standen die Gesichts-Kopfschmerzen in Zusammenhang mit einer zahnärztlichen Versorgung?

nein: ◯   ja: ◯

26. Wurden Ihnen Zähne gezogen?

nein: ◯   ja: ◯

wenn ja,

vor der Schmerzentstehung   ◯

wegen der Schmerzen   ◯

27. Tragen Sie Zahnersatz?

nein: ◯   ja: ◯

wenn ja,   oben   unten

Kronen   ◯   ◯

Brücken   ◯   ◯

Prothesen   ◯   ◯

28. Verursacht der herausnehmbare Zahnersatz Schmerzen?

nein: ◯   ja: ◯

wenn ja,

der Schmerz ist leicht auszuhalten   ◯

wegen der Schmerzen trage ich den Zahnersatz nicht ◯

29. Haben Sie das Gefühl, daß Ihr Gesicht nach dem Aufwachen verspannt ist?

nein: ◯   ja: ◯

wenn ja, rechts: ◯   links: ◯

30. Können Sie feste Nahrung (z. B. Mohrrüben, Äpfel) schmerzlos abbeißen?

nein: ◯   ja: ◯

31. Welches ist Ihre Kauseite?

rechts: ◯   links: ◯

beide gleichmäßig   ◯

32. Sind Sie beim Kauen oder in der Öffnung des Mundes behindert?

nein: ◯   ja: ◯

33. Verspüren Sie ein unangenehmes Knacken, Reiben oder andere Geräusche im Kiefergelenk?

nein: ◯   ja: ◯

wenn ja, rechts: ◯   links: ◯

34. Knirschen Sie mit den Zähnen?
(fragen Sie auch Ihren Partner)

nein: ◯   ja: ◯   weiß nicht: ◯

35. Pressen Sie die Zähne oft fest zusammen?

nein: ◯   ja: ◯   weiß nicht: ◯

36. Beißen Sie sich sehr häufig auf die Wangenschleimhaut oder auf die Lippen?

nein: ◯   ja: ◯   weiß nicht: ◯

37. Pressen Sie mit der Zunge gegen die Zähne? (sehen Sie z. B. die Zahnabdrücke an der Zunge?)

nein: ◯   ja: ◯   weiß nicht: ◯

38. Welche Medikamente nehmen Sie wegen Ihrer Gesichts-Kopfschmerzen ein?

keine: ◯

Welche Dosierung (Menge) ist erforderlich?
Wie häufig nehmen Sie diese Medikamente ein?

Medikamente	Dosierung Anzahl der Tropfen, Tabletten, Dragees, Zäpfchen)	Häufigkeit (wie oft in 24 Stunden)

a) ⎯⎯⎯⎯⎯⎯⎯⎯⎯⎯⎯⎯ ◯

b) ⎯⎯⎯⎯⎯⎯⎯⎯⎯⎯⎯⎯ ◯

c) ⎯⎯⎯⎯⎯⎯⎯⎯⎯⎯⎯⎯ ◯

d) ⎯⎯⎯⎯⎯⎯⎯⎯⎯⎯⎯⎯ ◯

e) ⎯⎯⎯⎯⎯⎯⎯⎯⎯⎯⎯⎯ ◯

f) ⎯⎯⎯⎯⎯⎯⎯⎯⎯⎯⎯⎯ ◯

39. Können Sie selbst Ihre Gesichts-Kopfschmerzen mit folgenden Mitteln günstig beeinflussen?

	Beeinflussung der Schmerzen		
	nein	gut	mäßig gut
Medikamenteneinnahme	◯	◯	◯
Ausruhen, sich hinlegen	◯	◯	◯
Häufiger Lagewechsel	◯	◯	◯
Ruhighalten (z. B. Kopf)	◯	◯	◯
„Herumlaufen"	◯	◯	◯
„Sich zusammenkrümmen"	◯	◯	◯
„Ablenkung"	◯	◯	◯

⇨

	Beeinflussung der Schmerzen		
	nein	gut	mäßig gut
Krankengymnastik	◯	◯	◯
Massagen	◯	◯	◯
Wärmeanwendungen	◯	◯	◯
Kälteanwendungen	◯	◯	◯
Druck auf die Schmerzstelle	◯	◯	◯
Urlaub im Süden	◯	◯	◯

40. Wurden Ihre Gesichts-Kopfschmerzen auf ärztliche Anordnung behandelt?

nein: ◯   wenn ja: mit/durch:

Behandlungsart	Behandlungsergebnis		
	gut	mäßig gut	keine Wirkung
Medikamente	◯	◯	◯
Medikamentenentzug	◯	◯	◯
Neuraltherapie	◯	◯	◯
Lokalanästhesie	◯	◯	◯
Chiropraktik (manuelle Medizin)	◯	◯	◯
Akupunktur	◯	◯	◯
Massagen	◯	◯	◯
Autogenes Training	◯	◯	◯
Biofeedback	◯	◯	◯
Hypnose	◯	◯	◯

	Behandlungsergebnis		
	gut	mäßig gut	keine Wirkung
Gesprächstherapie	◯	◯	◯
Kuraufenthalt	◯	◯	◯
transk. Nervenstimulation (TENS)	◯	◯	◯
elektr. Rückenmarkstimulation	◯	◯	◯
Bäder, Packungen	◯	◯	◯

41. Wurden Ihre Gesichts-Kopfschmerzen schon einmal von einem Heilpraktiker behandelt?

nein: ◯   ja: ◯

42. Haben Sie wegen Ihrer Gesichts-Kopfschmerzen schon einmal eine Schmerz-mittelentziehungskur mitgemacht?

nein: ◯   ja: ◯

43. Wurden Sie wegen Ihrer Gesichts-Kopfschmerzen schon einmal in einem Krankenhaus behandelt?

nein: ◯   wenn ja, wie oft?

einmal   ◯

zweimal   ◯

dreimal   ◯

viermal   ◯

fünfmal   ◯

mehr als fünfmal   ◯

44. Wurden Sie schon einmal in einer Psychosomatischen Klinik oder von einem Psychotherapeuten behandelt?

nein: ◯   wenn ja, wie oft?

einmal ◯   viermal ◯

zweimal ◯   fünfmal ◯

dreimal ◯

45. Wurden Ihnen schon einmal Kuraufenthalte gewährt?

nein ◯

wenn ja, wie oft?

einmal ◯   viermal ◯

zweimal ◯   fünfmal ◯

dreimal ◯   sechsmal ◯

46. Welche Diagnose bzw. Diagnosen wurden in bezug auf Ihre Gesichts-Kopf-schmerzen gestellt?
(Mehrfachangaben sind möglich)

keine

Migräne	◯	Kiefergelenkfehlfunktion	◯
Gefäßkopfschmerz	◯	Neuralgie	◯
Spannungskopfschmerz	◯	Gesichtsrosenschmerz	◯
Trigeminusneuralgie	◯	Verschleißkrankheit	◯
Zervikalsyndrom	◯	Rheuma	◯
Medikamentenmißbrauch	◯	Halsnervenwurzelreizung	◯
Medikamentenabhängigkeit	◯	Bandscheibenschaden	◯
Hinterhauptsneuralgie	◯	Thalamusschmerz	◯

47. Leiden Sie derzeit unter Schlafstörungen?

nein: ◯   ja: ◯

wenn ja:

ich kann nicht einschlafen   ◯

ich kann nicht durchschlafen   ◯

ich kann wegen meiner Schmerzen nicht einschlafen   ◯

ich wache immer wieder wegen meiner Schmerzen auf   ◯

ich wache immer um _____ Uhr auf   ◯

48. Wieviel Stunden schlafen Sie zusammenhängend?

mehr als 8 Stunden   ◯

5−8 Stunden   ◯

2−5 Stunden   ◯

1−2 Stunden   ◯

weniger als 1 Stunde   ◯

Kennzeichnen Sie bitte mittels der Graphik die Gebiete Ihres Schmerzes

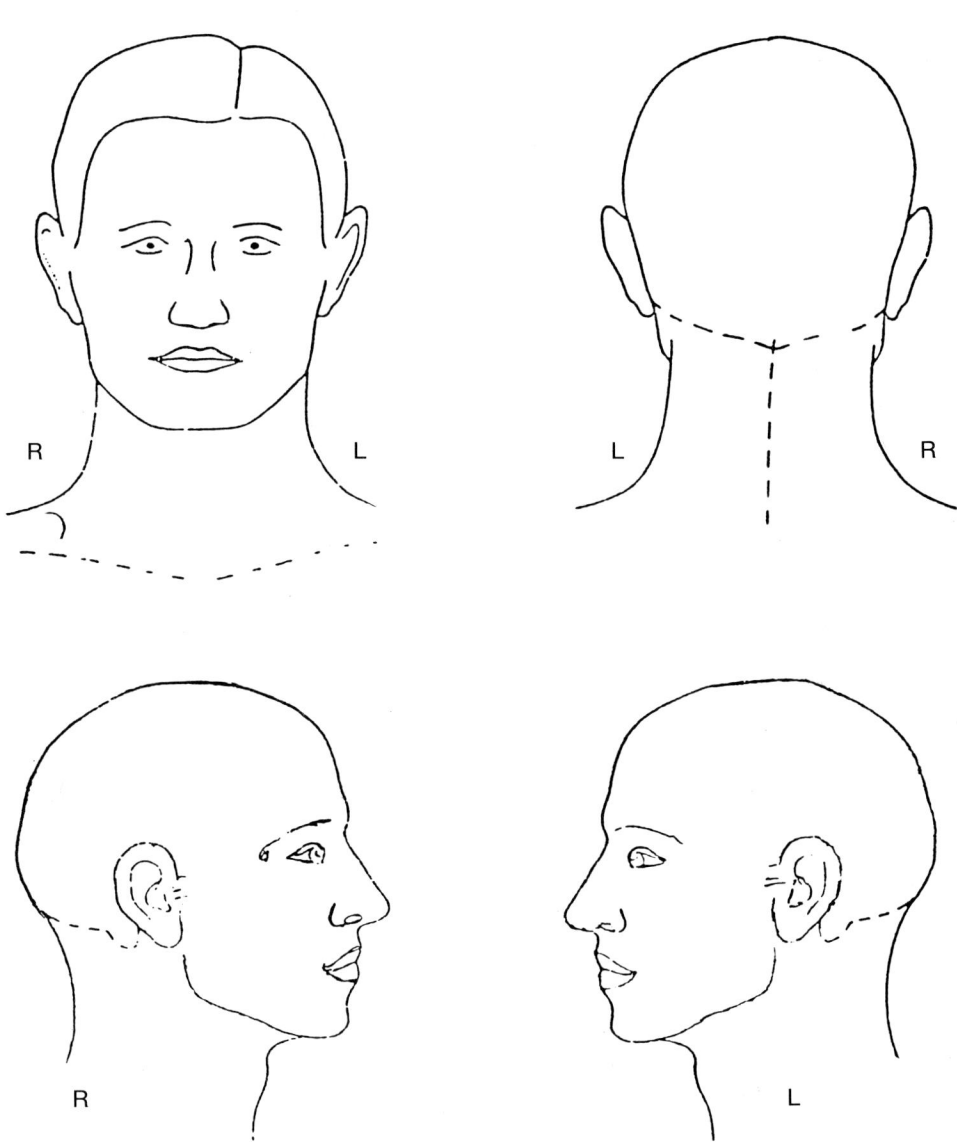

Teil II
Dieser Teil betrifft nicht nur Ihre Gesichts- und Kopfschmerzen, sondern gilt allgemein.

1. Unter welchen Schmerzen leiden Sie außer Ihren Gesichts-Kopfschmerzen noch?
(Kreuzen Sie bitte in der folgenden Liste alle Schmerzarten an, unter denen Sie leiden – nicht nur die, die eventuell bei uns behandelt werden sollen – und schätzen Sie dann durch Ankreuzen die Stärke der einzelnen Schmerzen. Bitte entscheiden Sie sich für die Schmerzstärke, die jetzt/momentan zutrifft).

Nr. Schmerzart	Schmerz:	kein	leichter	mäßiger	starker	unerträgl.
1. Schulterschmerzen		◯	◯	◯	◯	◯
2. Armschmerzen		◯	◯	◯	◯	◯
3. Handschmerzen (Finger)		◯	◯	◯	◯	◯
4. Brustschmerzen		◯	◯	◯	◯	◯
5. Bauchschmerzen		◯	◯	◯	◯	◯
6. Leistenschmerzen		◯	◯	◯	◯	◯
7. Schmerzen im After/Darm		◯	◯	◯	◯	◯
8. Schmerzen in den Geschlechtsteilen		◯	◯	◯	◯	◯
9. Schmerzen in der Harnröhre		◯	◯	◯	◯	◯
10. Hüftschmerzen		◯	◯	◯	◯	◯
11. Oberschenkelschmerzen		◯	◯	◯	◯	◯
12. Knieschmerzen		◯	◯	◯	◯	◯
13. Unterschenkelschmerzen		◯	◯	◯	◯	◯
14. Fuß-Zehenschmerzen		◯	◯	◯	◯	◯
15. Nackenschmerzen		◯	◯	◯	◯	◯
16. Rückenschmerzen		◯	◯	◯	◯	◯

Nr. Schmerzart	Schmerz:	kein	leichter	mäßiger	starker	unerträgl.
17. Kreuzschmerzen		○	○	○	○	○
18. Schmerzen im Gesäß		○	○	○	○	○
19. Schmerzen in mehreren Gelenken		○	○	○	○	○
20. Phantomschmerzen nach Amputation		○	○	○	○	○
21. Sonstige		○	○	○	○	○

2. Von welchen Ärzten wurden Sie wegen aller Ihrer Schmerzen untersucht oder behandelt?

	nicht	einmal	zweimal	dreimal	viermal
Allgemeinarzt	○	○	○	○	○
Anästhesist	○	○	○	○	○
Chirurg	○	○	○	○	○
Frauenarzt	○	○	○	○	○
Hautarzt	○	○	○	○	○
Hals-Nasen-Ohrenarzt	○	○	○	○	○
Homöopath	○	○	○	○	○
Internist	○	○	○	○	○
Kieferorthopäde	○	○	○	○	○
Nervenarzt	○	○	○	○	○
Neurochirurg	○	○	○	○	○
Orthopäde	○	○	○	○	○
Psychiater	○	○	○	○	○

⇩

	nicht	einmal	zweimal	dreimal	viermal
Röntgenologe	○	○	○	○	○
Urologe	○	○	○	○	○
Zahnarzt	○	○	○	○	○

3. Wie oft haben Sie Ihren Hausarzt, d.h. den Arzt, der Sie am besten kennt, wegen der nicht-erfolgreichen Behandlung Ihrer Schmerzen gewechselt?

nie ○

wenn ja, wie oft?

einmal ○   viermal ○

zweimal ○   fünfmal ○

dreimal ○   mehr als fünfmal ○

4. Welche Operationen wurden bei Ihnen durchgeführt?

Art der Operation   in welchem Jahr   in welchem Krankenhaus

1. _____

2. _____

3. _____

4. _____

5. _____

6. _____

Falls mehr als 6 Operationen durchgeführt wurden, bitte auf Extrablatt einzeln angeben.

5. Hatten Sie schon eine der folgenden Krankheiten?

	nein	ja	in welchem Jahr bzw. seit wann?
Herzinfarkt	○	○	19_____
Andere Herzerkrankungen	○	○	19_____
Bluthochdruck	○	○	19_____
Krampfadern, Thrombose, Venenleiden	○	○	19_____
Blutarmut, Bluterkrankungen	○	○	19_____
Tuberkulose	○	○	19_____
Lungen-, Rippenfellentzündungen	○	○	19_____
Bronchitis	○	○	19_____
Asthma	○	○	19_____
Magen- oder Zwölffingerdarmgeschwür	○	○	19_____
Dünn- oder Dickdarmerkrankungen	○	○	19_____
Bauchspeicheldrüsenerkrankungen	○	○	19_____
Zuckerkrankheit (Diabetes)	○	○	19_____
Gelbsucht (Gallenblasen-, Gallenwegserk.)	○	○	19_____
Fettstoffwechselstörungen, Gicht	○	○	19_____
Nieren-, Nierenbecken-, Blasenentzündungen	○	○	19_____
Nieren- oder Blasensteine	○	○	19_____
Erkrankungen der Vorsteherdrüse	○	○	19_____
Sonst. Erkrankungen der Geschlechtsorgane	○	○	19_____

⇨

	nein	ja	in welchem Jahr bzw. seit wann?
Erkrankungen der Eierstöcke und Gebärmutter	◯	◯	19_____
Rheuma, Arthrose	◯	◯	19_____
Bandscheibenschäden, Gelenkschmerzen	◯	◯	19_____
Lähmungen	◯	◯	19_____
Krampfanfälle	◯	◯	19_____
Schlaganfall	◯	◯	19_____
Erkrankungen der Augen	◯	◯	19_____
Erkrankungen der Ohren	◯	◯	19_____
Erkrankungen im Hals-Nasen-Rachenraum	◯	◯	19_____
Hauterkrankungen	◯	◯	19_____

6. Überempfindlichkeit gegenüber:

	nein	ja	in welchem Jahr bzw. seit wann?
Medikamenten?	◯	◯	19_____
Röntgen-Kontrastmitteln?	◯	◯	19_____
Gräserpollen?	◯	◯	19_____
Stäuben?	◯	◯	19_____
Nahrungsmitteln?	◯	◯	19_____

7. Bitte füllen Sie diese <u>Beschwerdenliste</u> (BL) sorgfältig aus. Machen Sie ein Kreuz in eine der vier Spalten rechts entsprechend der Stärke Ihrer Beschwerden. Beantworten Sie alle Punkte, lassen Sie keinen aus! (v. Zerssen)

Ich leide unter folgenden Beschwerden:	stark	mäßig	kaum	gar nicht
Kloßgefühl, Engigkeit oder Würgen im Hals . . .				
Kurzatmigkeit				
Schwächegefühl				
Schluckbeschwerden				
Stiche, Schmerzen oder Ziehen in der Brust . .				
Druck- oder Völlegefühl im Leib				
Mattigkeit				
Übelkeit				
Sodbrennen oder saures Aufstoßen				
Reizbarkeit				
Grübelei				
Starkes Schwitzen				
Kreuz- oder Rückenschmerzen				
Innere Unruhe				
Schweregefühl bzw. Müdigkeit in den Beinen				
Unruhe in den Beinen				
Überempfindlichkeit gegen Wärme				
Überempfindlichkeit gegen Kälte				
Übermäßiges Schlafbedürfnis				
Schlaflosigkeit				
Schwindelgefühl				
Zittern				
Nacken- oder Schulterschmerzen				
Gewichtsabnahme				

8. In der folgenden Liste finden Sie einige sogenannte Eigenschaftspaare, die unsere Empfindungen widerspiegeln. Bitte entscheiden Sie – ohne lange zu überlegen – welche der beiden Empfindungen Ihrem **augenblicklichen Zustand** am ehesten entspricht (Befindlichkeits-Skala, Bf).
Bitte machen Sie in die Spalte hinter dem **eher** zutreffenden Wort ein Kreuz. Wenn Sie sich momentan überhaupt nicht zu einer Eigenschaft entscheiden können, machen Sie bitte ein Kreuz in der Spalte „weder - noch".

Ich fühle mich jetzt:

	eher			eher	weder - noch
aufgeschlossen		gehemmt			
guter Dinge		trübsinnig			
antriebslos		betriebsam			
anfällig		robust			
zielstrebig		ziellos			
ernst		heiter			
einfallsarm		einfallsreich			
empfindlich		unempfindlich			
pessimistisch		optimistisch			
sorglos		grüblerisch			
zerschlagen		munter			
liebesfähig		liebesunfähig			
schuldig		unschuldig			
erschöpft		erholt			
lebensmüde		lebenslustig			
gut		böse			
fröhlich		traurig			
geliebt		ungeliebt			
träge		aktiv			
verschlossen		zugewandt			
lebendig		leblos			
temperamentvoll		lahm			
aufmerksam		zerstreut			

	eher			eher	weder - noch
verzweifelt		hoffnungsvoll			
zufrieden		unzufrieden			
ängstlich		draufgängerisch			
kraftvoll		kraftlos			
ausgeglichen		ratlos			

Teil III

In dem vorausgegangenen Fragenkatalog hatten Sie aus Auswertungsgründen keine oder wenig Möglichkeiten, Ihre Gesichts-Kopfschmerzen zu schildern. Wir wissen aber aus langjähriger Erfahrung, daß Ihre persönliche Darstellung uns wichtige diagnostische Hinweise geben kann. Bitte beschreiben Sie Ihre Schmerzen (ausführlich oder im Telegrammstil – wie Sie möchten!?).

_____

_____

_____

_____

_____

_____

Nachdem Sie mit eigenen Worten Ihre Schmerzen geschildert haben, möchten wir Sie bitten, nochmals alle Fragen kurz durchzusehen und zu überprüfen, ob Sie alle Fragen beantwortet haben. Nur vollständig ausgefüllte und bearbeitete Schmerzfragebögen geben uns einen wesentlichen Einblick in ihre Schmerzen, Ihre Schmerzkrankheit.

Ich erkläre durch meine Unterschrift, daß diese Angaben und spätere Untersuchungsergebnisse unter Wahrung der Schweigepflicht und entsprechend dem Bundesdatenschutzgesetz aufbewahrt und dem überweisenden Arzt mitgeteilt werden können.

_____   _____
Datum   Unterschrift

Erläuterungen zur Beschwerdeliste (BL) und zur Befindlichkeits-Skala (Bf)

BL mißt   subjektive Beeinträchtigung durch körperliche Beschwerden (Frage II, 7).

Bf mißt   subjektive Beeinträchtigung der emotionalen Befindlichkeit zwischen den Extremen depressiver (bzw. auch ängstlicher, apathischer, mißmutiger) Verstimmung und manischer Verstimmung (bzw. auch normalem Wohlbefinden); (Frage II, 8).

Auswertung

BL: stark 3 Punkte   mäßig 2 Punkte   kaum 1 Punkt   gar nicht 0 Punkte

Bf: negative Empfindung 2 Punkte   weder – noch 1 Punkt   positive Empfindung 0 Punkte

Normen

		Frauen	Männer
BL	fraglich abnorm	24–29	19–24
	relativ sicher abnorm	≥ 30	≥ 25

		Frauen	Männer
Bf	fraglich erhöht	20–25	16–22
	deutlich erhöht	26–33	23–30
	stark erhöht	≥ 34	≥ 31

Interpretation

BL + / Bf –   starke subjektive Beeinträchtigung durch körperliche Beschwerden bei gleichzeitig geringer subjektiver Beeinträchtigung des emotional-affektiven Erlebens; Verdacht auf Affektverdrängung bzw. Somatisierungstendenz.

BL – / Bf +   geringe Beeinträchtigung durch körperliche Beschwerden bei gleichzeitig starker Beeinträchtigung der emotionalen Befindlichkeit.
Verdacht auf psychische Störung (z. B. Verhaltens-, psychoreaktive, neurotische oder Persönlichkeitsstörung) unklarer Genese.

Unterscheidungshinweise von somatogenen und psychogenen Schmerzen i.e.S. (i.S. von Konversionssymptomatik) nach Radvilla.

eher somatogen	*eher psychogen*
1. Schmerz periodisch	Schmerz immer vorhanden
2. Lokalisation klar	Lokalisation vage, wechselnd
3. Übereinstimmung zwischen Schmerzausbreitung und nervösen Versorgungsgebieten	keine Übereinstimmung zwischen Schmerzausbreitung und nervösen Versorgungsgebieten
4. durch Willkürmotorik beeinflußbar	durch Willkürmotorik nicht beeinflußbar
5. Schmerzqualität klar	Schmerzqualität unklar, wechselnd
6. Sprache klar, einfach, nüchtern	Sprache ungewöhnlich, theatralisch, intellektualisierend, Ärztejargon
7. Affekt paßt zum Schmerz	Affekt paßt nicht zum Schmerz
8. Patient löst beim Arzt keine ungewöhnlich starken oder negativen Gefühle aus	Patient löst beim Arzt ungewöhnlich starke oder negative Gefühle aus
9. typische, adäquate Reaktion auf Medikamente	atypische Reaktion auf Medikamente

Schrifttum

v. Zerssen, D.: Die Beschwerde-Liste als Test. Therapiewoche 21,1908 (1971).

v. Zerssen, D., D.-M. Koeller und E.-R. Rey: Die Befindlichkeits-Skala – ein einfaches Instrument zur Objektivierung von Befindlichkeits-Störungen, insbesondere im Rahmen von Längsschnitt-Untersuchungen. Arzneimittel-Forschung 20, 915 (1970).

Register

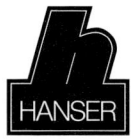
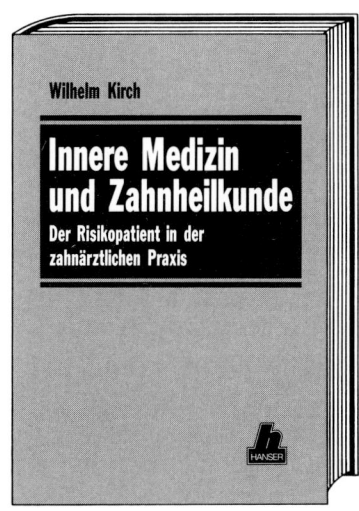

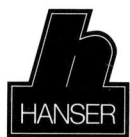